3

31 octobre 2023

Pour tous ceux qui subissent les dommages des ondes électromagnétiques

Patrick Jaulent

Anne-Marie Yim

Nacima Mdhafar-Bouzeroura

Lorsque nous avons trouvé, par le plus grand des « hasards »… ce que vous allez lire dans ce livre, nous n'en croyions pas nos yeux.

Comment des êtres humains pouvaient-ils harceler électromagnétiquement d'autres humains (« Voice to Skull avec pour acronyme V2k) ?

Mais en ouvrant d'autres tiroirs, nous avons découvert qu'il y avait encore plus grave pour l'humanité tout entière, avec la publication le ***31 octobre 2023,*** *d'un document qui nous ramenait aux heures les plus sombres de notre histoire contemporaine.*
Nous ne voulions pas y croire !
C'était impossible !

Après de multiples recherches croisées, nous nous sommes rendus à l'évidence, ce document validé par une entité gouvernementale était bien réel.
Depuis ce jour, notre vie a changé.
Nous avons décidé, quoi qu'il en coûte, de publier ce livre pour dénoncer l'inimaginable et défendre nos libertés.

Patrick Jaulent*, docteur en électronique et expert en cybersécurité.*

Nacima Mdhafar-Bouzeroura*, médecin à Marseille, angiologue, échographiste vasculaire, diplômée en lasers médicaux et formée à la magnétothérapie et oligothérapie.*

1.

Témoignages…

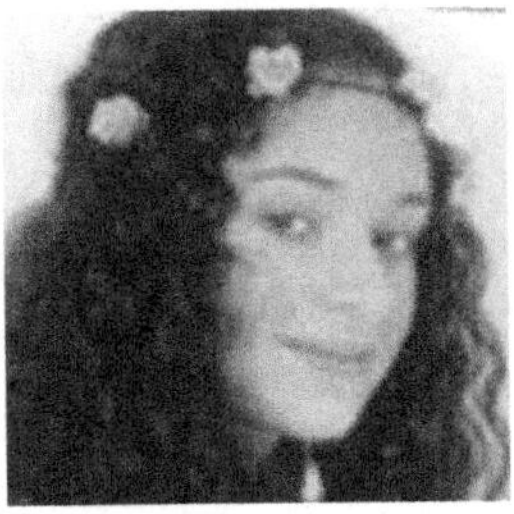

Je m'appelle Amanda Collins et je vis avec ma fille de 12 ans, Skyla (en photo), à Lenteguer, une banlieue à la périphérie du Cap.

À l'âge de quatre ans, Skyla a été diagnostiquée autiste et TDAH[1] et fréquente une école « à besoins spécifiques ».

Depuis l'installation d'une tour de téléphonie cellulaire, à 10 mètres de chez nous, il y a environ un an, j'ai remarqué un changement complet dans le comportement de Skyla.

Elle s'est rétractée dans la coquille dont elle commençait à s'échapper et est devenue calme, introvertie et initie rarement des conversations.

Mon cœur est brisé car je ne sais pas comment aider ma fille.

Moi aussi, je souffre et j'ai appris à vivre avec des bourdonnements dans les oreilles, des difficultés à m'endormir la nuit, ainsi que des maux de tête réguliers.

[1] trouble déficit de l'attention avec ou sans hyperactivité (TDAH ; en anglais : attention deficit hyperactivity disorder, ADHD)

Je garde maintenant une réserve d'analgésiques à portée de main.

Ma fierté était mes cheveux, qui étaient bouclés, épais et brillants.

Aujourd'hui, je me reconnais à peine dans le miroir car mes cheveux sont devenus raides et secs.

Sous l'apartheid, ma communauté a été privée de ses droits.

C'est ce que je ressens encore une fois aujourd'hui !

Amanda Collins, Le Cap, Afrique du Sud

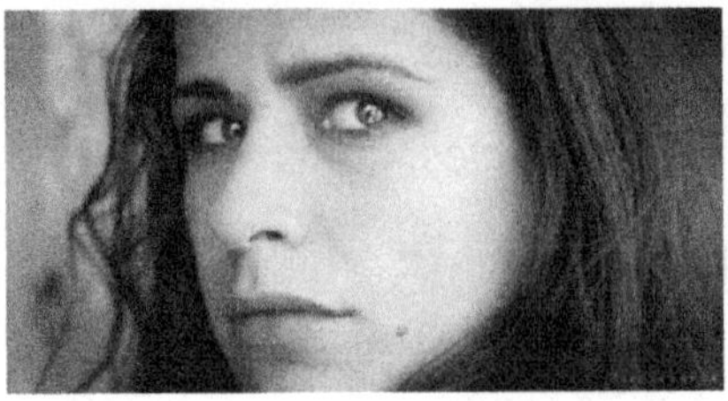

Je m'appelle Claire GENTIEN, j'ai 39 ans et depuis plusieurs années je subis le « voice to skull / Voix dans le crâne », connu sous l'acronyme « v2k », à savoir, l'intrusion directe dans mon cerveau, par l'armée.

Après un harcèlement criminel (en volant les voix de mes voisins et des personnes que je croise) de février 2022 à 2023, il s'ensuivit : des menaces de mort, l'intrusion à mon domicile, le placement de caméras chez moi, des intrusions dans ma vie de couple via internet, des hurlements intempestifs, des insultes racistes, antisémites, discriminatoires, et pour finir des menaces de brûler mon domicile.

Puis vint, un » voice to skull » sans interruption, l'écho de ma pensée, des images envoyées dans mon cerveau cela depuis le 27 mai 2023.

Ma vie aujourd'hui se résume à des douleurs intenses, des privations de sommeil, des hurlements avec une voix d'hystérique.

Je meurs chaque jour à petit feu.

Je suis otage de l'armée, victime torturée et violée par celle-ci, avec des armes à énergie dirigée, par rayonnements électromagnétiques.

Je suis ce qu'on appelle une « personne ciblée ».

Ainsi, je n'ai donc plus d'intimité, plus de repos et mes droits fondamentaux sont bafoués.

De ce fait, j'ai décidé de porter plainte auprès des autorités compétentes, pour viol de ma vie intime, tortures psychologiques, acte de barbarie et crime contre l'humanité.

J'ai réitéré plusieurs fois ma plainte.

Nous sommes nombreux à souffrir et à réclamer justice.

J'espère que nous finirons par être entendus.

Claire, Finistère, France.

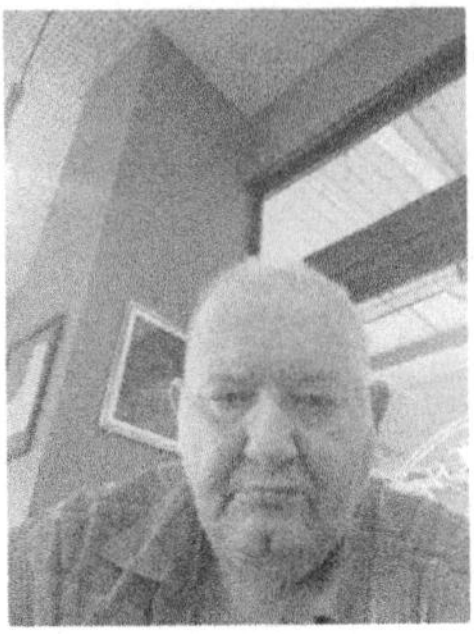

Je m'appelle Mr Bernard Francis j'habite à Albi.

Mon harcèlement a commencé en 2008 au Conseil Général du Tarn, devenu Conseil Départemental du Tarn.

Je suis retraité depuis Mars 2021.

J'ai été mis sous surveillance par le Conseil Général du Tarn depuis de très longues années.

Je suis suivi partout où je vais, pire que les renseignements généraux.

Ils me font tomber régulièrement là où je me trouve.

ils ont détruit ma vie, ma santé ma vie intime et financière comme si de rien n'était.

J'ai porté plainte au Procureur de la République avec mon avocat.

C'est en cours il faut être patient surtout en France.

Des politiciens derrière toute cette manipulation, un crime contre l'humanité et prémédité, la torture à distance.

Je n'en peux plus physiquement et moralement.

Je suis méconnaissable.

Très fatigué.

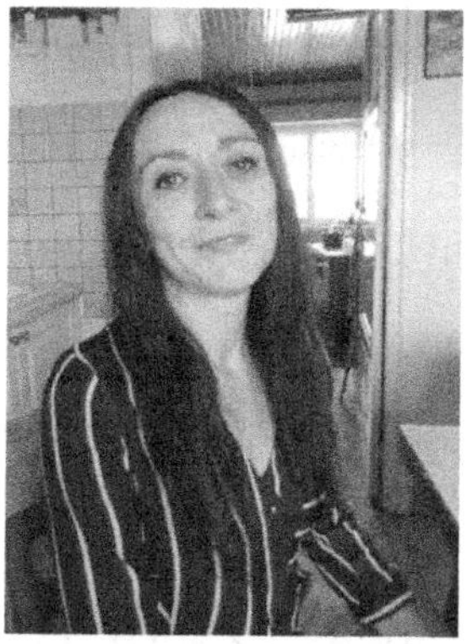

Je m'appelle Patricia Daudet.

J'ai quitté le père de mes enfants en 2015 pour violences conjugales. Il m'a dit : « tu ne peux rien faire sans moi. Si tu me quittes, d'ici 10 ans tu te suicideras ou seras internée ».

Ce à quoi j' ai répondu : « il y a des lois». Il rétorqua : « Il y a des moyens ».

Ma vie et celle des enfants a viré au cauchemar.

On me traite comme une criminelle. Comment qualifier les moyens utilisés à cet effet ?

Je n'ai compris que tout récemment en me documentant sur internet que c'était un harcèlement global et en réseau qui s'était mis en place.

Malgré mes plaintes, mains courantes, courriers, tout ce que je dis ou fais est retourné contre moi. La situation est grave pour moi et pour ceux qui me sont chers.

J'ai peur pour nous.

À l'aide !

Les enfants et leurs situations sont utilisés de diverses façons dans le but de me soumettre à je ne sais même pas quoi, et me faire payer, au sens propre comme au sens figuré, d'avoir quitté un homme violent (qui n'a jamais été inquiété)

Surveillance 24h/24 7/7. Personnes qui entrent chez moi sans effraction, déplacent des objets, déposent des sous-vêtements à ma taille, vols de papiers, vols d'objets, disparition de preuves dans l'ordinateur, théâtre de rue : vous parlez d'un vêtement et dans le 1/4 d'heure qui suit, 5 personnes arrivent vêtues de ce vêtement-là.

Sabotages, abus de pouvoir et obstructions en tout genre. Campagnes de calomnie, de diffamation, constructions mensongères, humiliations, empoisonnements.

Menaces sur les gens que j'aime, menaces d'emprisonnement et de perte d'emploi, « création » de dettes.

Aucun moyen de preuve: le harcèlement est dit global et partialisé. Je suis donc souvent obligée de subir sans pouvoir me défendre.

Ces choses-là choquent, atteignent, sidèrent, déroutent et mettent en état de stress post traumatique.

Dès lors, on devient encore plus sensible aux ondes des armes à énergie dirigée qu'AUCUNE protection ne permet d'éviter.

Douleurs, brûlures, atteintes au niveau de certains organes avec une très grande précision. Voix dans la tête, manipulation, torture personnalisée. Dans mon cas, ils me violent (seins, parties génitales), me brûlent, visent le cœur, le cerveau et les reins, et m'envoient des ondes et des voix dans le cerveau, influencent les actions et les pensées dans le but de me faire mal, et me discréditer aux yeux de tous et m'amener à la psychiatrisation.

Et là...les médecins me diagnostiquent paranoïaque. (Il ne faut donc attendre aucun soulagement de ce côté-là).

Infiltrations du milieu, Isolation progressive, paupérisation, atteintes progressives à l'intégrité physique et mentale.

La violence est parfois telle qu' on pourrait commettre quelque chose d'irréparable envers soi ou autrui. Ce qui conduirait inévitablement à la rue, l'internement, l'incarcération, ou au suicide.

Tous les aspects de la vie sont touchés à un moment ou a un autre.

Slow kill, no touch torture...

C'est un cyber crime parfait ... Le rêve de tout psychopathe.

2.

En route vers le harcèlement électromagnétique...

Nous avons dénombré plus d'une centaine de brevets liés aux ELF / VLF.

En voici quelques-uns :

Brevet US3555529A : Publié en 1971

Appareil de mesure du rayonnement du champ électrique de corps vivants (brevet visible ici[2])

Description :

Une antenne, électriquement courte par rapport à une longueur d'onde à recevoir, est placée à proximité immédiate d'un corps vivant pour recevoir l'énergie électrique rayonnée par celui-ci dans la gamme de fréquences de 0 à 3 kHz.

FIG-1

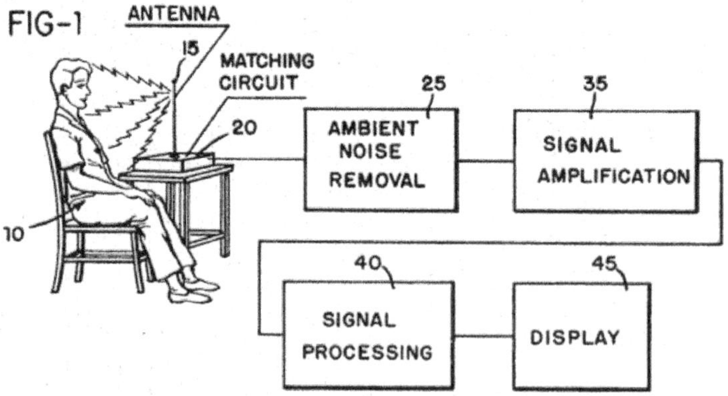

[2] https://patents.google.com/patent/US3555529A/en

Un dispositif d'adaptation d'impédance est connecté directement à l'antenne pour convertir l'énergie reçue en signaux électriques pour le « traitement »...

*

Brevet US3951134A : Publié en 1976

Appareil et procédé de surveillance et de modification à distance d'ondes cérébrales (brevet visible ici[3])

Description :

Appareil et procédé de détection d'ondes cérébrales à une position éloignée d'un sujet, dans lequel des signaux électromagnétiques de différentes fréquences sont transmis simultanément au cerveau du sujet.

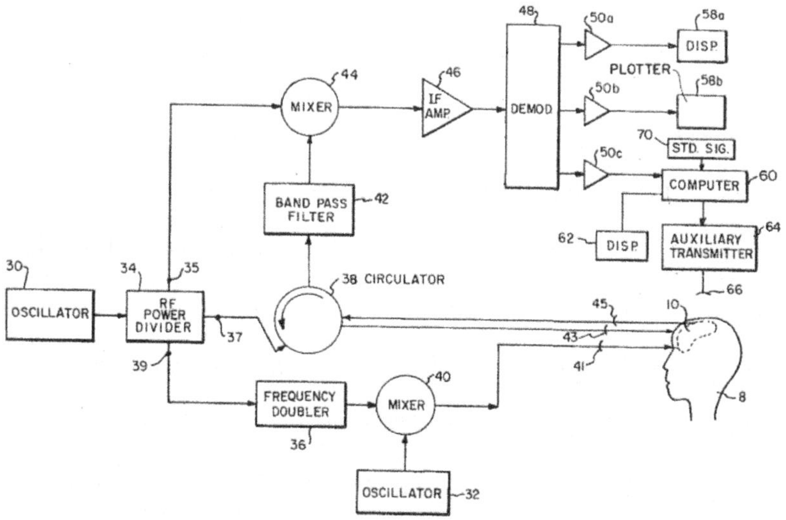

[3] https://patents.google.com/patent/US3951134A/en

La forme d'onde démodulée peut être utilisée pour produire un signal de compensation qui est transmis au cerveau pour effectuer un changement souhaité dans l'activité électrique de celui-ci.

*

À la lecture des témoignages en introduction certains ont pu penser qu'il s'agissait d'un gag, que cette jeune femme qui souffre depuis des années avait trop fumé.

Lisez plutôt ce qui va suivre.

Brevet US5159703A, Publié en 1992

Système de présentation subliminal silencieux (brevet visible ici[4])

US005159703A

United States Patent [19]
Lowery

[11] **Patent Number: 5,159,703**
[45] **Date of Patent: Oct. 27, 1992**

[54] SILENT SUBLIMINAL PRESENTATION SYSTEM

[76] Inventor: **Oliver M. Lowery**, 5188 Falconwood Ct., Norcross, Ga. 30071

4,395,600	7/1983	Lundy et al.	381/73.1
4,463,392	7/1984	Fischer et al.	360/30
4,777,529	10/1988	Schultz et al.	381/73.1
4,834,701	5/1989	Masaki	600/28
4,877,027	10/1989	Brunkan	128/420.5

Système de communication silencieux dans lequel les porteuses non aurales, dans la gamme de fréquences audio très basses ou très élevées ou dans le spectre de fréquences ultrasonores adjacent, sont modulées en amplitude ou en fréquence avec l'intelligence souhaitée et **propagées acoustiquement ou vibratoirement, pour être induites dans le cerveau**, généralement par l'utilisation de haut-parleurs, d'écouteurs ou de **transducteurs piézoélectriques**.

[4] https://patents.google.com/patent/US5159703A/en

Les porteuses modulées peuvent être transmises directement en temps réel ou peuvent être enregistrées et stockées sur des supports mécaniques, magnétiques ou optiques pour une transmission retardée ou répétée.

Ce que propose ce brevet est connu sous le nom de *Voice to Skull*.

L'électronique derrière le V2K

Il existe deux types de « voice to skull » (voix à crâner... voix dans le crâne, voix dans le cerveau) :

1. ***La méthode des micro-ondes pulsées*** : chaque fois qu'une onde vocale passe du positif au négatif, nous générons une impulsion micro-ondes. Pour chaque impulsion, le cerveau entend un clic. Tous ces clics sont une forme d'audio numérique. Cela passe à travers les murs.
2. ***La méthode du son silencieux***, une tonalité constante, est modulée en fréquence avec une onde vocale. L'oreille entend un sifflement, mais le cerveau entend une voix.

Il s'agit d'une forme d'audio analogique qui ne passe pas à travers les murs.

Pour traverser les murs, il suffit de combiner les deux méthodes : la sortie de la méthode 2 comme entrée de la Méthode 1.

1. Méthode micro-ondes pulsées

1.1. Ondes radio et micro-ondes

1.1.1 Ondes radio

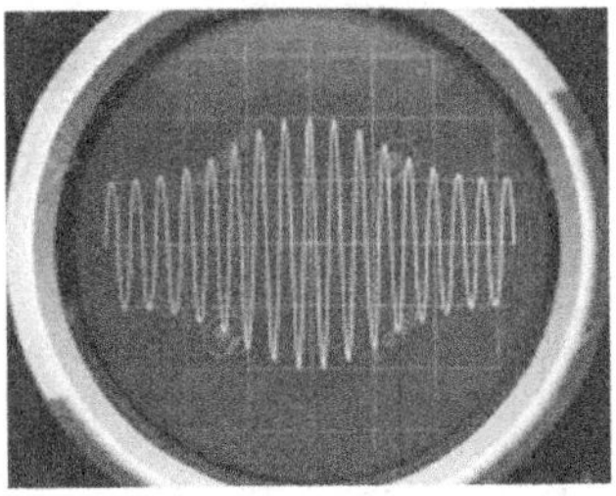

Les signaux de radio et de télévision ont une forme d'onde lisse que nous appelons onde sinusoïdale.

Un tel signal ne peut pas pénétrer une cellule nerveuse.

La paroi d'une cellule nerveuse a un petit courant électrique qui arrête le signal.

1 .1.2 Les micro-ondes sont des impulsions courtes et fortes.

Un tel signal peut pénétrer dans une cellule nerveuse. Cela a été rendu public en 1962 par le docteur Allan Frey de l'Université Cornell à New York

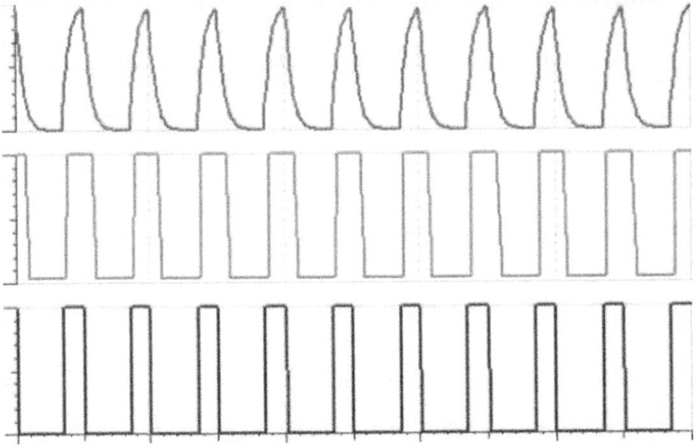

1.2. Conversion de la voix en impulsions

Le Docteur Joseph Sharp a démontré pour la première fois en 1973 ce qu'il a appelé : « la voix micro-ondes au crâne.

Chaque fois que l'onde sinusoïdale passe de positive à négative, une impulsion micro-ondes est générée

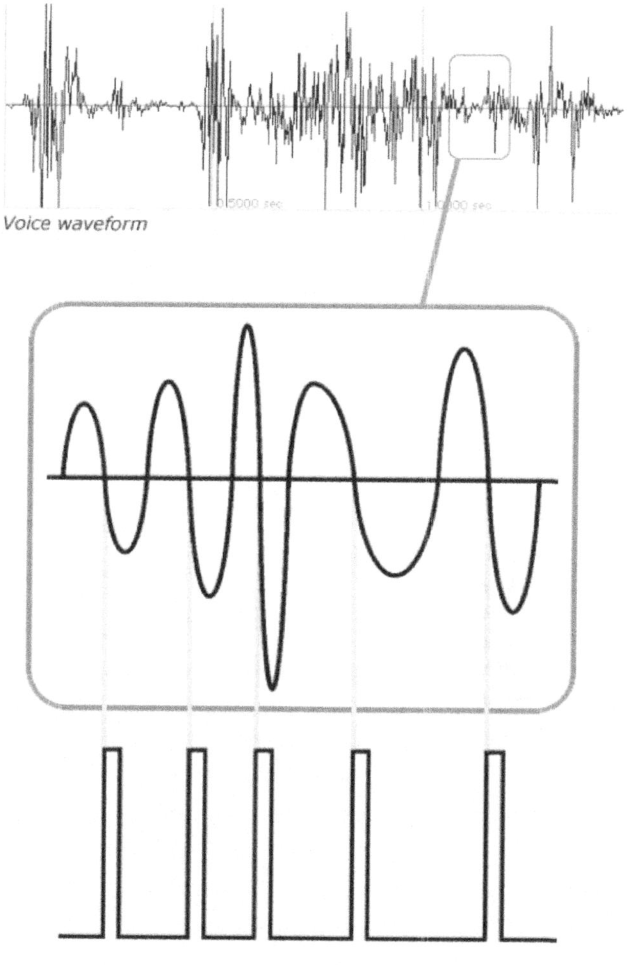

1.3. Voix micro-ondes dans le crâne (cerveau), simulée avec un circuit tachymétrique avec la puce 555.

Eleanor White a conçu ce circuit tachymétrique avec une puce 555 pour simuler la méthode de la « voix au crâne micro-ondes » du Docteur Sharp. Elle a démontré à ses collègues que la méthode de modulation de Joseph Sharp, en utilisant simplement des clics, peut recréer la parole ou la musique. Pour produire des voix dans la tête, il faut le connecter à un radar. (le schéma électronique est incomplet afin d'éviter de donner des idées à certains).

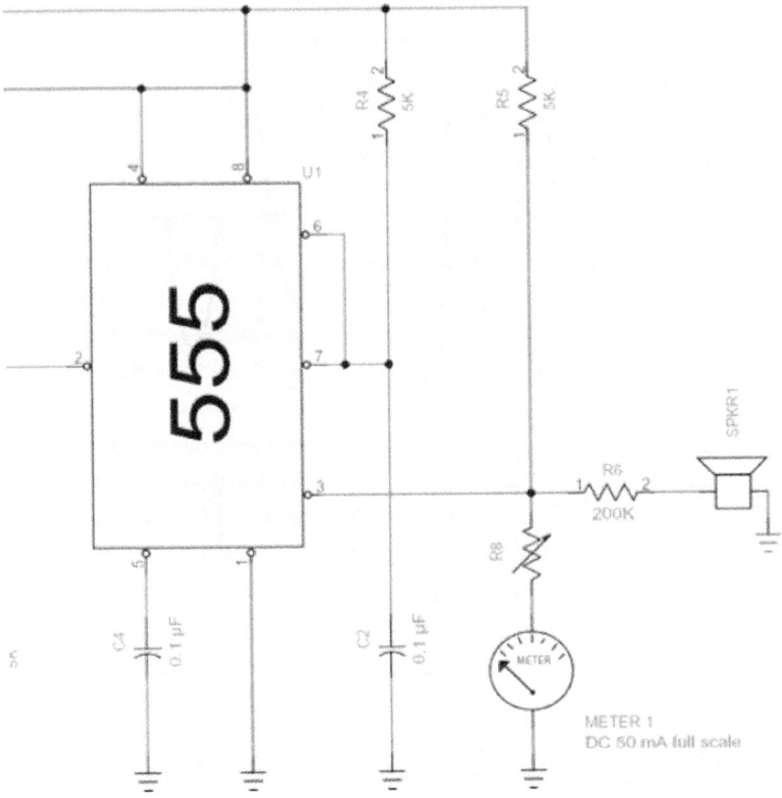

1.4. Processeur vocal voix-crâne

Eleanor White a conçu cette réplique exacte de la méthode de la voix au crâne du Dr Sharp. Le circuit électronique était connecté à un haut-parleur normal. Pour produire des voix dans la tête, il fallait toutefois se connecter à un radar. Mais ça c'était avant, plus besoin de radar aujourd'hui…

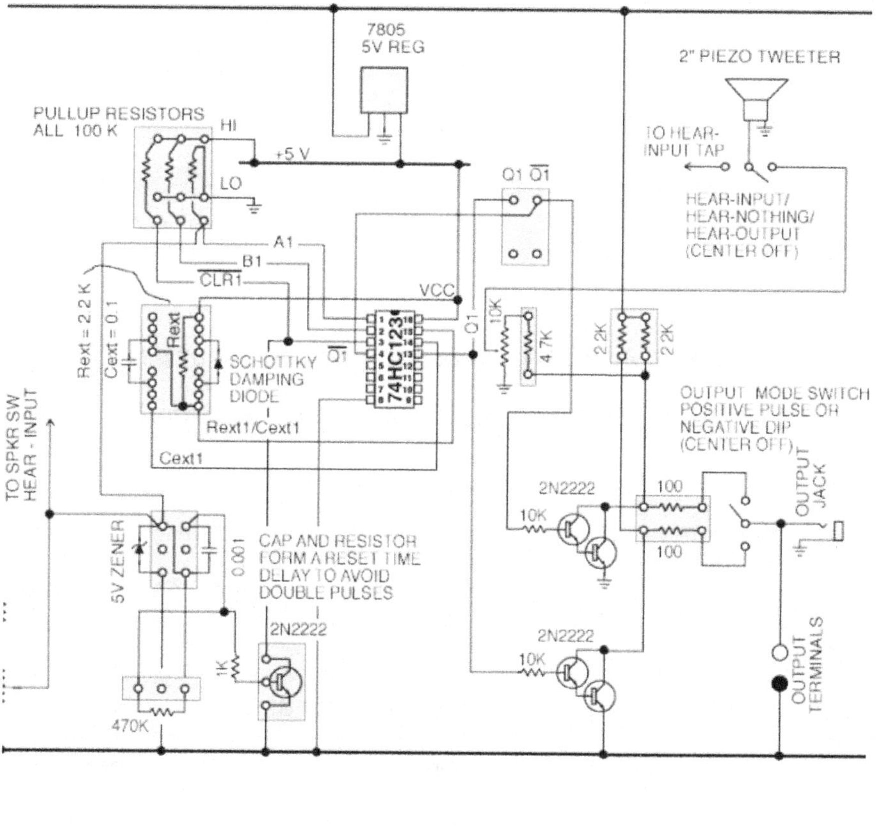

3. Méthodes combinées pour un V2K efficace.

Hypnose par modulation de fréquence et voix pulsée par micro-ondes dans le cerveau.

Le son silencieux traverse les murs s'il est combiné avec la méthode des micro-ondes.

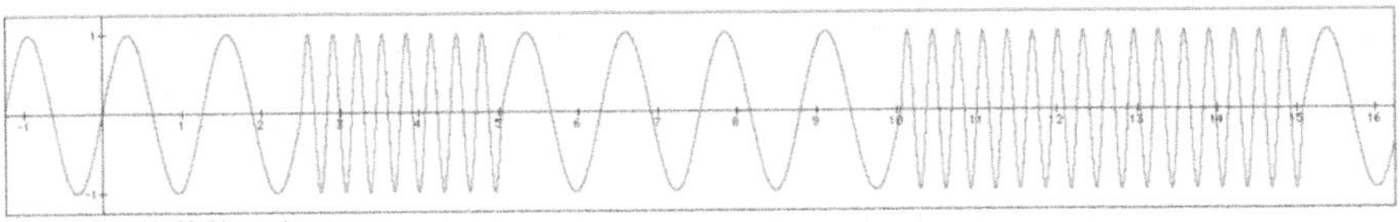

Tinnitus with embedded hypnosis

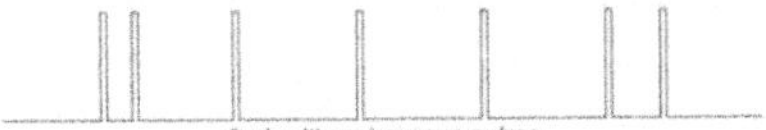

Radar-like microwave pulses

*

Francis, Patricia et beaucoup d'autres sont des « cibles individuelles ». (Targeted Individual)

Des cibles que le gouvernement (via l'armée) a choisi d'harceler, d'agresser et d'attaquer avec des formes avancées d'armes électroniques invisibles.

C'est la nouvelle forme de contrôle mental du 21ème siècle.

Certaines personnes ciblées ont des liens avec l'armée (par exemple, elles viennent d'une famille de militaires), mais d'autres non. Beaucoup ne sont pas des activistes ou des lanceurs d'alerte, mais ont dû le devenir pour survivre.

Ces personnes ciblées sont traquées électroniquement et harcelées avec des armes à énergie dirigée, également connues sous le nom d'armes scalaires, d'armes électromagnétiques et d'armes non létales, qui font exploser leur tête avec des radiations électromagnétiques.

Ces agressions peuvent insérer des « voix » dans leur cerveau, qu'ils confondent avec leurs propres pensées, peuvent induire de graves émotions négatives (dépression, suicide) et peuvent même provoquer la paralysie et la mort.

Malheureusement, de nombreuses personnes ciblées sont considérées comme folles et sont parfois jetées dans un service psychiatrique simplement pour avoir parlé publiquement et exposé la vérité sur la façon dont elles sont agressées.

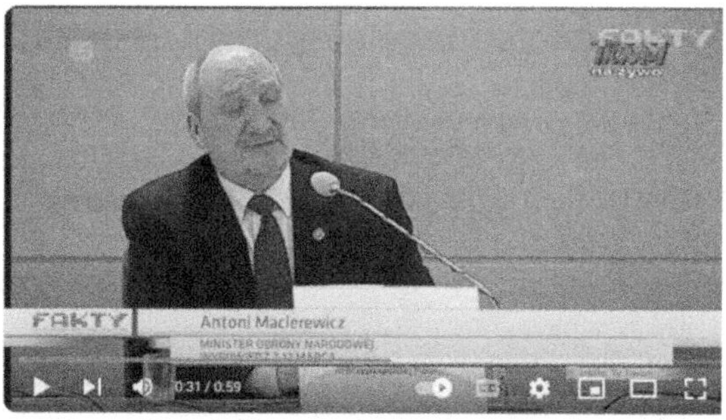

Electromagnetic Weapons - Minister of National Defence for Poland

Voulez-vous en savoir plus ? Demandez au ministre polonais de la défense, qui a répondu publiquement à une question concernant les essais d'armes électromagnétiques sur les citoyens polonais.

Visible ici[5]

[5] https://www.youtube.com/watch?v=YgVs4-m0lNY

Brevet US5507291A, Publié en 1996 – Publication 1996

Procédé et appareil associé pour déterminer à distance des informations relatives à l'état émotionnel d'une personne (brevet visible ici[6])

Description :

Dans un procédé de détermination à distance d'informations relatives à l'état émotionnel d'une personne, une énergie de forme d'onde ayant une fréquence et une intensité prédéterminées est générée et transmise sans fil vers un sujet situé à distance.

L'énergie de la forme d'onde émise par le sujet est détectée et analysée automatiquement pour en déduire des informations relatives à l'état émotionnel de l'individu. Les paramètres physiologiques ou physiques de la pression artérielle, du pouls, de la taille des pupilles, de la fréquence respiratoire et du niveau de transpiration sont mesurés et comparés aux valeurs de référence afin de fournir des informations utiles pour évaluer les réponses de la personne interrogée ou éventuellement son intention criminelle dans les zones sensibles en matière de sécurité.

[6] https://patents.google.com/patent/US4834701A/en

Brevet US 6091994 A, publié en 2000

Manipulation pulsative du système nerveux – fréquences ELF (1/2 Hz et 2,4 Hz)

Description

Procédé et appareil de manipulation du système nerveux en conférant un refroidissement pulsatif subliminal à la peau du sujet à une fréquence adaptée à l'excitation d'une résonance sensorielle.

À l'heure actuelle, deux résonances sensorielles majeures sont connues, avec des fréquences proches de 1/2 Hz et 2,4 Hz.

La résonance sensorielle 1/2 Hz provoque une relaxation, une somnolence, une ptose des paupières, un sourire tonique, un « nœud » dans l'estomac ou une excitation sexuelle, selon la fréquence précise utilisée.

La résonance de 2,4 Hz provoque le ralentissement de certaines activités corticales, et se caractérise par une forte augmentation du temps nécessaire pour compter silencieusement à rebours de 100 à 60, les yeux fermés.

Brevet visible ici[7].

[7] https://patents.google.com/patent/US6091994A/en

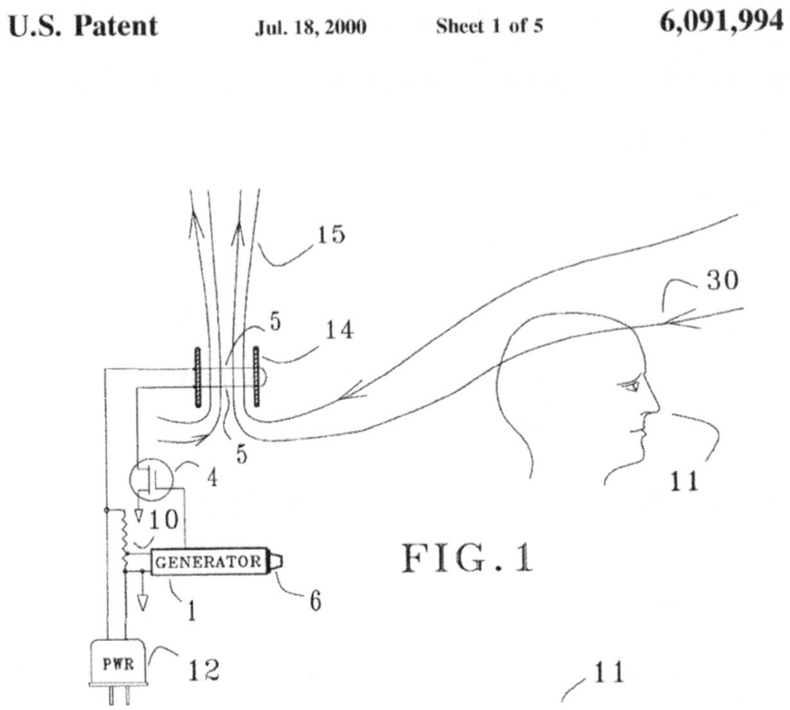

*

Brevet US4395600A : Publié en 2000 - Système et procédé de message subliminal auditif (brevet visible ici[8])

Description

Les signaux audio ambiants provenant de la zone d'achat des clients dans un magasin, sont détectés et transmis à un circuit de traitement du signal qui fournit à son tour un signal de commande, qui varie selon l'amplitude des signaux audio détectés.

[8] https://patents.google.com/patent/US4395600A/en

Ce message subliminal contrôlé par amplitude peut être mélangé à une musique de fond et transmis par la zone commerciale.

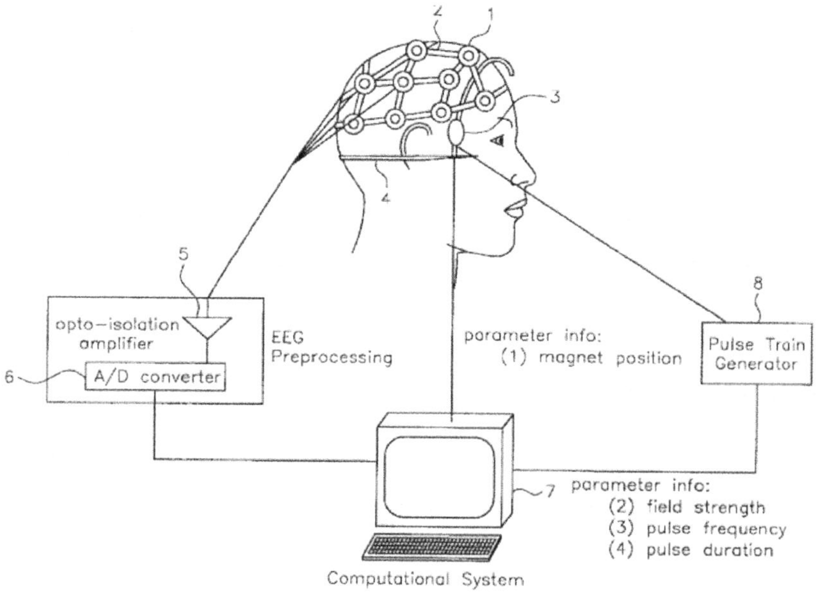

*

Brevet US6506148B2 – 2003 – Manipulation du système nerveux par les champs électromagnétiques des moniteurs – fréquences ELF

(brevet visible ici[9])

Description

Des effets physiologiques ont été observés chez un sujet humain en réponse à une stimulation de la peau avec de faibles champs électromagnétiques pulsés à certaines fréquences proches de 1/2 Hz ou 2,4 Hz, de manière à exciter une résonance sensorielle.

De nombreux écrans d'ordinateur et tubes de télévision, lorsqu'ils affichent des images pulsées, émettent des champs électromagnétiques pulsés d'amplitudes suffisantes pour provoquer une telle excitation.

Il est donc possible de manipuler le système nerveux d'un sujet en pulsant des images affichées sur un écran d'ordinateur ou un téléviseur à proximité.

Dans ce dernier cas, l'impulsion de l'image peut être intégrée dans le matériel du programme, ou elle peut être recouverte en modulant un flux vidéo, soit sous forme de signal RF, soit sous forme de signal vidéo. L'image affichée sur un écran d'ordinateur peut être pulsée efficacement par un simple programme informatique...

[9] https://patents.google.com/patent/US6506148B2/en

U.S. Patent Jan. 14, 2003 Sheet 5 of 9 US 6,506,148 B2

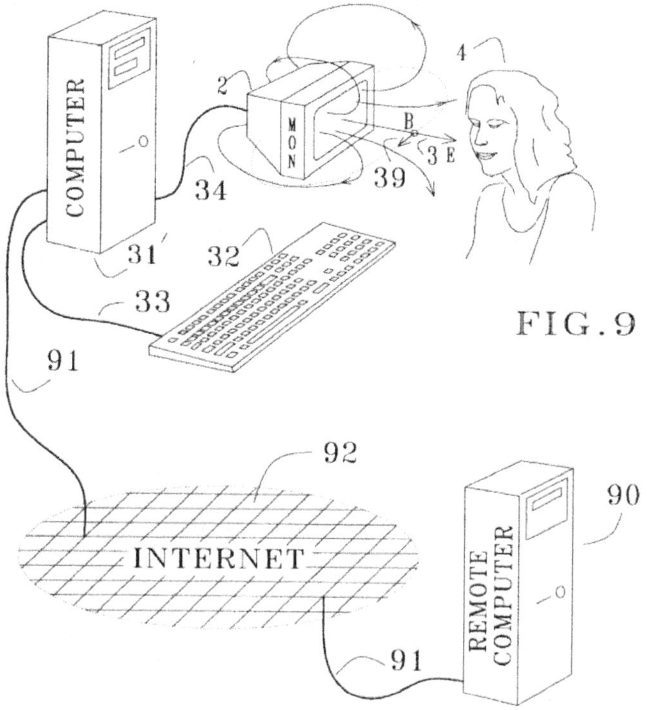

FIG. 9

FIG. 12

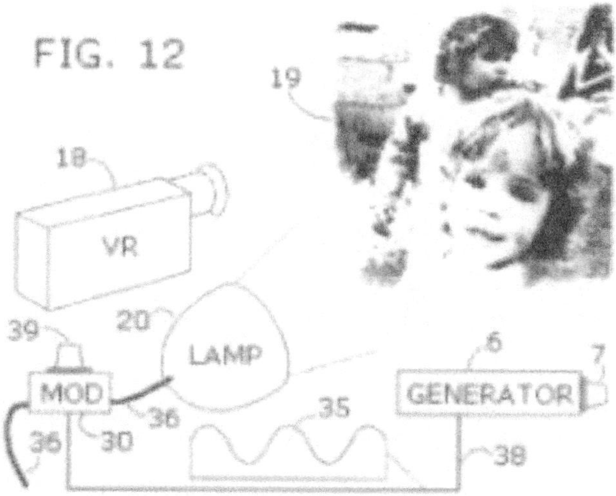

Brevet US4834701A : Publié en 2006 - Appareil pour induire une réduction de fréquence dans une onde cérébrale – fréquences ELF (brevet visible ici[10])

Description

La réduction de fréquence des ondes cérébrales humaines est induite en permettant au cerveau humain de percevoir un son de 4 à 16 hertz.

Un tel son de battement peut être facilement produit avec un appareil comprenant au moins une source sonore générant un ensemble de signaux basse fréquence différents les uns des autres en fréquence de 4 à 16 hertz.

L'étude électroencéphalographique a révélé que le son du battement est efficace pour réduire le rythme bêta en rythme alpha, ainsi que pour conserver le rythme alpha

[10] https://patents.google.com/patent/US4834701A/en

Selon Wikipédia

L'activité neuro-électrique rythmique chez l'être humain est classée selon 5 gammes de fréquence :

- ✓ Les ondes Delta : comprises entre 1 Hz et 4 Hz correspondent à un état de sommeil profond, de méditation profonde ;
- ✓ Les ondes Thêta : comprises entre 4 Hz et 8 Hz caractérisent certains états de somnolence, d'hypnose ou de méditation, ainsi que la mémorisation d'informations. Le rythme thêta est présent dans la phase de sommeil paradoxal, qui s'accompagne souvent d'un rêve;
- ✓ Les ondes Alpha : comprises entre 8 Hz et 12 Hz caractérisent un état de conscience apaisé, et sont principalement émises lorsque le sujet a les yeux fermés ;
- ✓ Les ondes Bêta : comprises entre 12 Hz et généralement inférieures à 35 Hz caractérisent notre état au quotidien, lors d'une conversation, lors d'une activité mentale modérée.
- ✓ Les ondes Gamma : supérieures à 35 Hz, pouvant aller jusqu'à 80 Hz. Elles ont récemment été impliquées dans les processus de liage perceptif et se caractérisent par une activité mentale intense (partie d'échecs, calculs mathématiques ou physiques complexes).

3.

Août 2017 - Des scientifiques demandent une protection efficace contre les expositions à des champs électromagnétiques d'ondes non-ionisantes

À,

Son excellence Antonio Guterres, Secrétaire général des Nations Unies, Honorable Docteur Tedros Adhanom, Directeur Général de l'Organisation Mondiale de la Santé (OMS), Honorable Eril Solheim, Directeur général du Programme des Nations unies pour l'environnement.

Document visible ici[11].

Nous sommes des scientifiques[12] engagés dans l'étude des effets biologiques et médicaux des champs électromagnétiques non ionisants (EMF). Sur base de recherches et de publications, nous avons de sérieux soucis concernant les expositions ubiquistes et sans cesse croissantes à des champs électromagnétiques générés par des appareillages électriques ou « sans fil ».

---

[11] http://www.santepublique-editions.fr/objects/Appel-des-chercheurs-emf-scientists-a-reviser-les-valeurs-limites-d-exposition-aux-ondes.pdf

[12] Le 9 Novembre, 2017, 236 scientifiques CEM de 41 pays ont signé l'Appel.

Cela inclut mais ne se limite pas à cela :

- ✓ *les appareils émettant des radiations en radiofréquences (RFR);*
- ✓ *les téléphones sans fil et leurs stations de base ;*
- ✓ *les Wifi ;*
- ✓ *les antennes de communication ;*
- ✓ *les smartphones et leurs stations relais ;*
- ✓ *les baby phones ;*
- ✓ *les appareils électriques ;*
- ✓ *les infrastructures (utilisées pour délivrer de l'électricité) qui génèrent des champs électromagnétiques (EMF (ElectroMagnetic Field – Champ Electromagnétique) d'ondes à très basses fréquences ELF Extremely Low Frequency – Extrême Basse Fréquence).*

Nous reviendrons plus en détail sur cette liste « incomplète » issue de la demande des scientifiques

Support scientifique de notre préoccupation commune

De nombreuses publications récentes montrent que les Champs Electromagnétiques (EMF) affectent tous les organismes vivants, et ce à des seuils bien inférieurs à ceux de la plupart des recommandations nationales et internationales.

Ces effets comprennent :

- ✓ un risque accru de cancer ;
- ✓ un stress physiologique ;
- ✓ une augmentation des radicaux libres ;
- ✓ des dégâts génétiques ;
- ✓ des changements structuraux et fonctionnels du système reproducteur ;
- ✓ des déficiences de l'apprentissage et de la mémorisation,
- ✓ des désordres neurologiques ;
- ✓ des impacts négatifs sur le bien-être général des individus.

Les dommages vont bien au-delà de l'espèce humaine : des preuves évidentes, toujours plus nombreuses, montrent les effets néfastes des ondes sur TOUS les végétaux et les animaux (d'une simple cellule, à l'abeille et aux mammifères).

Ces découvertes justifient notre appel, notre revendication, auprès des Nations Unies, et de tous les pays membres dans le monde, afin d'encourager l'Organisation Mondiale de la Santé (OMS) à exercer une forte pression pour qu'on développe des recommandations nettement plus protectrices contre les EMF, que l'on prenne des mesures de précaution, et que l'on informe le public des risques pour la santé, particulièrement ceux encourus par les enfants et les fœtus en développement.

En ne faisant rien, l'OMS faillit à son rôle, se dérobe à son devoir, qui est d'être la première, la principale agence internationale de la santé publique.

Les recommandations internationales concernant les ondes non ionisantes sont inadéquates

Les différentes agences qui ont établi des normes de sécurité n'ont pas réussi à imposer des recommandations suffisantes afin de protéger efficacement les êtres humains principalement les enfants, car ces derniers sont plus vulnérables aux effets provoqués par les EMF (Champ Electromagnétique).

La Commission Internationale pour la Protection contre les Radiations Non Ionisantes (ICNIRP) a établi, en 1998, les «Recommandations pour limiter les expositions aux champs électriques, magnétiques et électromagnétiques, créés par des ondes à variations temporelles, (exemple : pulsées) (jusqu'à 300 GHz)

Ces recommandations ont été acceptées par l'OMS et de nombreuses nations.

L'OMS demande aux nations d'adopter les recommandations de l'ICNIRP, encourageant ainsi une harmonisation internationale des normes.

En 2009, l'**ICNIRP** émet un document renforçant ses « recommandations » de 1998, car, selon elle, la littérature scientifique parue depuis 1998 n'a pas fourni de preuve évidente d'effets néfastes en-dessous des restrictions de base, et il n'est donc pas nécessaire de revoir, dans l'immédiat, les recommandations visant à limiter les expositions à des champs électromagnétiques de hautes fréquences.

Selon nous, les recommandations de l'**ICNIRP** ne prennent pas en compte les expositions de longue durée, ni les effets engendrés par des champs de faible intensité.

Elles sont donc insuffisantes pour protéger efficacement la santé des hommes et la nature toute entière.

L'OMS a adopté la classification et le verdict de l'Agence Internationale pour la Recherche sur le Cancer (IARC) à propos des champs électromagnétiques de basses fréquences (ELF EMF) en 2002 et des radiations dues aux radiofréquences (RFR) en 2011.

Cette classification et ce verdict établit que les EMF sont des carcinogènes potentiels pour l'homme (groupe 2B).

Bien que l'IARC ait émis ce verdict, l'OMS continue de maintenir qu'il n'y a pas suffisamment de preuves justifiant une réduction, une diminution quantitative des limites des expositions aux ondes.

Vu qu'il y a une controverse à propos des normes à respecter pour éviter tout effet néfaste, nous demandons que le « Programme Environnemental des Nations Unies » (UNEP) mette sur pied un comité indépendant pluridisciplinaire qui rechercherait des alternatives aux pratiques actuelles, alternatives qui pourraient diminuer substantiellement les expositions aux champs dus aux RF et ELF.

Les débats de ce comité se dérouleraient de manière transparente et impartiale. Bien qu'il soit essentiel que l'industrie participe à ces débats, elle ne pourrait pas biaiser les discussions et conclusions du comité. Ce dernier fournirait son expertise aux Nations Unies et à l'OMS afin que ces organismes prennent les mesures de précautions nécessaires.

Ensemble, d'un commun accord, nous demandons aussi que

1. Les enfants et femmes enceintes soient protégés ;
2. Les normes et recommandations soient respectées ;
3. Les fabricants soient encouragés à développer des techniques sécurisantes ;
4. Les firmes responsables de la création, transmission, distribution et gérance de l'électricité maintiennent un voltage adéquat et emploient un matériel minimisant les courants néfastes
5. Le public soit informé des risques de l'énergie électromagnétique pour la santé, et des moyens permettant de réduire ces risques ;

6. Les personnes de profession médicale apprennent les effets biologiques de l'énergie électromagnétique, et reçoivent une formation pour savoir soigner les patients hypersensibles à l'électromagnétisme ;

7. Les gouvernements prônent la recherche sur les champs électromagnétiques et leurs effets sur la santé, recherche qui devrait se faire indépendamment des industries et imposent aux industries de coopérer avec les chercheurs ;

8. Les médias révèlent les relations financières d'experts avec l'industrie quand ils émettent leur avis sur les aspects « santé, sécurité » des techniques électromagnétiques ;

9. Des zones sans aucune radiation soient créées, et que

10. Les normes soient respectées non pas pour chacune des antennes placées en un lieu, mais bien pour l'ensemble de ces antennes (la norme pour chaque antenne devenant donc la norme usuelle divisée par le nombre d'antennes situées au même endroit).

EMFscientist.org

Date de soumission publiée : Août 2017

Renseignements disponibles auprès d'Elizabeth Kelley, MA, Director, EMF Scientist.org, at info@EMFScientist.org.

4.

Ce ne sont pas les scientifiques qui imaginent

l'architecture mondiale de la santé.

Ils sont juste là pour la concevoir.

Le 7 nov. 2018, le Forum Economique Mondial de Davos, organisation de lobbying créée en 1971 par Klaus Schwab dont il vient de prendre sa retraite en 2024, publie un article du Professeur de l'Université d'Oxford, Antoine Jérusalem, ayant pour titre : « Contrôle de l'esprit à l'aide d'ondes sonores ? ».

L'article supprimé du net est cependant visible ici[13].

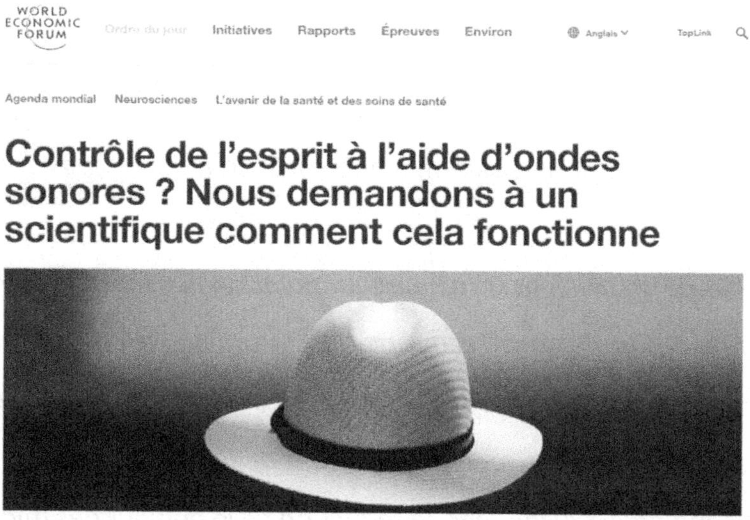
WORLD ECONOMIC FORUM   Ordre du jour   Initiatives   Rapports   Épreuves   Environ   Anglais   TopLink

Agenda mondial   Neurosciences   L'avenir de la santé et des soins de santé

Contrôle de l'esprit à l'aide d'ondes sonores ? Nous demandons à un scientifique comment cela fonctionne

13 https://web.archive.org/web/20181211093235/https://www.weforum.org/agenda/2018/11/mind-control-ultrasound-neuroscience/

Vous pouvez lire sur la page que « L'article fait partie de la réunion annuelle des Global Future Councils » (Conseils mondiaux pour l'avenir).

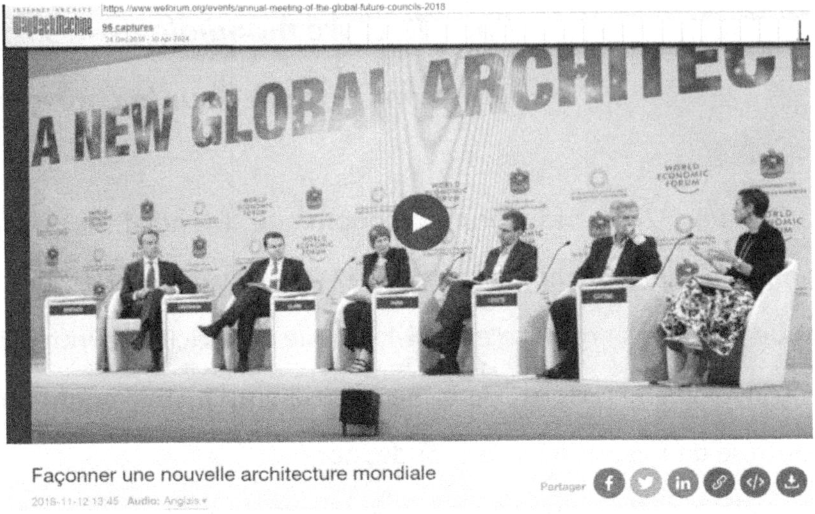

Nous vous laissons lire l'un des thèmes de ces conseils mondiaux. Mais revenons à l'article du professeur Antoine Jérusalem, invité surprise à ces conseils.

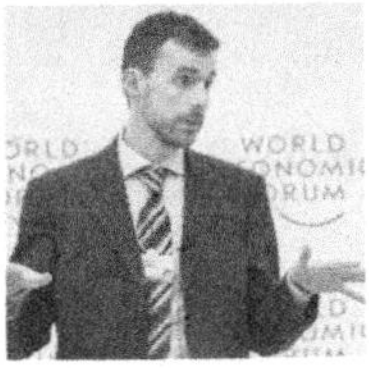

À l'heure actuelle, avec la neuro modulation non invasive, modifier l'activité cérébrale sans recourir à la chirurgie semble sur le point d'inaugurer une nouvelle ère des soins de santé. Les percées pourraient inclure une meilleure gestion de la maladie de Parkinson et de la maladie d'Alzheimer, la réduction de la douleur des migraines ou même l'inversion des troubles cognitifs causés par les lésions cérébrales

Mais que se passe-t-il si cette technique de modification de nos ondes cérébrales échappe à la régulation et tombe entre de mauvaises mains ?

Imaginez un régime dictatorial ayant accès aux astuces et aux outils pour changer la façon dont ses citoyens pensent ou se comportent.

Lorsque vous essayez de « contrôler » l'activité neuronale en fournissant de minuscules vibrations mécaniques à une région du cerveau, il est important que la focalisation des ultrasons, la fréquence et l'amplitude soient correctement réglées, sinon le cerveau peut potentiellement être endommagé.

Le fait est que nous ne savons toujours pas comment régler tout cela ; et si je devais exagérer un peu, je pourrais dire que notre approche actuelle n'est pas si éloignée de jouer avec les réglages d'une radio jusqu'à ce que nous entendions la bonne station.

L'une des nombreuses difficultés est de savoir avec certitude que nous contrôlons effectivement les neurones avec ces ondes sonores, au lieu de les endommager.

La vérité est que nous ne savons toujours pas comment le processus fonctionne.

Et si vous ne savez pas comment cela fonctionne, vous ne savez pas combien c'est « trop ». Les politiciens devraient se rappeler que si nous ne le faisons pas, alors quelqu'un quelque part le fera de toute manière et d'une façon potentiellement non réglementée.

5.

Ce sont encore moins les politiques qui imaginent l'architecture mondiale de la santé !

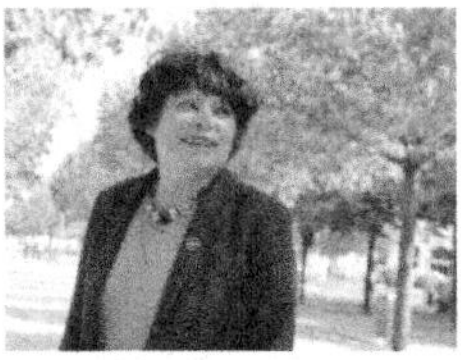

Le 15 janvier 2020, la députée européenne Michèle Rivasi, alerte le Parlement européen sur les conflits d'intérêts entre l'ICNIRP et d'autres... Visible ici[14].

Question parlementaire - P-000221/2020
Parlement européen
Télécharger

Objet : 5G, Commission internationale de protection contre les rayonnements non ionisants (ICNIRP) et indépendance du Comité scientifique des risques sanitaires émergents et nouveaux (CSRSENA)

15.1.2020 › Réponse ...

Question prioritaire avec demande de réponse écrite P-000221/2020
à l'article 138 du règlement 138 de la Commission

Michèle Rivasi (Verts/ALE)

Il est écrit :

En 2009, la Commission a souligné que certains des experts du ***Comité scientifique des risques sanitaires émergents et nouveaux*** *(CSRSEN) les plus compétents dans le domaine des champs électromagnétiques (EMF) avaient été impliqués dans les activités de la Commission internationale de protection contre les rayonnements non ionisants (ICNIRP) .*

---

[14] https://www.europarl.europa.eu/doceo/document/P-9-2020-000221_EN.html

L'avis produit par le CSRSEN entre 2014 et 2019 a entériné le point de vue de l'ICNIRP selon lequel les seuls effets négatifs des champs électromagnétiques sont leurs effets thermiques : ***une position qui est en fait erronée***[15]***.***

En ce qui concerne les facteurs de risque de tumeurs cérébrales (glioblastome), Santé publique France a récemment annoncé que « les dernières études épidémiologiques et tests sur les animaux indiquent que l'exposition aux champs électromagnétiques a un effet cancérigène ».

Quels membres du CSRSEN et de son groupe de travail sur les EMF ont été ou sont également membres de l'ICNIRP ?

Comment la Commission s'assure-t-elle que son comité fournit une interprétation indépendante, impartiale et équilibrée des résultats scientifiques lorsque ses membres peuvent avoir des conflits d'intérêts avec d'autres organisations ?

Sur quelle base, critères objectifs et seuils, les conflits d'intérêts éventuels de ses membres et experts sont-ils désormais évalués, et par qui ?

Comment la Commission a-t-elle notamment mis en œuvre les recommandations de la Médiatrice européenne énoncées dans son avis de 2015 sur les conflits d'intérêts au sein du CSRSEN.

[15] https://www.icems.eu/papers.htm

Le 3 mars 2020, Madame Kyriakides[16] au nom de la Commission européenne. Visible ici[17]

Question parlementaire - P-000221/2020(ASW)
Parlement européen

Réponse donnée par Mme Kyriakides au nom de la Commission européenne
3.3.2020

Il est écrit :

En avril 2016, le nouveau Comité des risques sanitaires, environnementaux et émergents (CSRSEE) a repris les travaux du Comité scientifique des risques sanitaires émergents et nouveaux (SCHENIR). Le CSRSEE n'a reçu aucun mandat lié aux champs électromagnétiques (EMF), ni à la 5G.

La Commission a mis en place un système solide pour garantir l'indépendance et l'impartialité de ses groupes d'experts. Les membres et les experts externes des comités sont tenus de fournir des informations complètes utiles à l'évaluation de leur indépendance. Ces informations font ensuite l'objet d'un examen approfondi par les services compétents de la Commission, qui a lieu avant la désignation d'un membre ou d'un expert.

---

[16] Commissaire européen à la Santé et à la Politique des consommateurs depuis 2019

[17] https://www.europarl.europa.eu/doceo/document/P-9-2020-000221-ASW_EN.html

Le processus de sélection garantit une composition équilibrée couvrant toutes les tâches du mandat et l'indépendance de ses membres.

À la suite de plaintes concernant des conflits d'intérêts présumés de certains membres de CSRSEE[18], le secrétariat des comités scientifiques de la Commission a réexaminé les déclarations d'intérêts de tous les membres du groupe de travail sur les champs électromagnétiques et a demandé des éclaircissements supplémentaires. À la suite de cette réévaluation, aucun conflit d'intérêts n'a été identifié. Cela a également été confirmé par le Médiateur.

En tant que groupes d'experts de la Commission, les comités scientifiques sont régis par les règles horizontales de la Commission relatives aux groupes d'experts. La Commission a accueilli favorablement la suggestion du Médiateur d'enregistrer officiellement l'évaluation des conflits d'intérêts éventuels. En conséquence, le Secrétariat des Comités Scientifiques consigne dans un rapport interne l'évaluation des conflits d'intérêts effectuée pour chaque membre/expert.

[18] Comité scientifique des risques sanitaires émergents et nouveaux

Le 19 juin 2020, Michèle Rivasi, alerte de nouveau (alerte de trop pour certains…) sur la page internet. Visible ici[19].

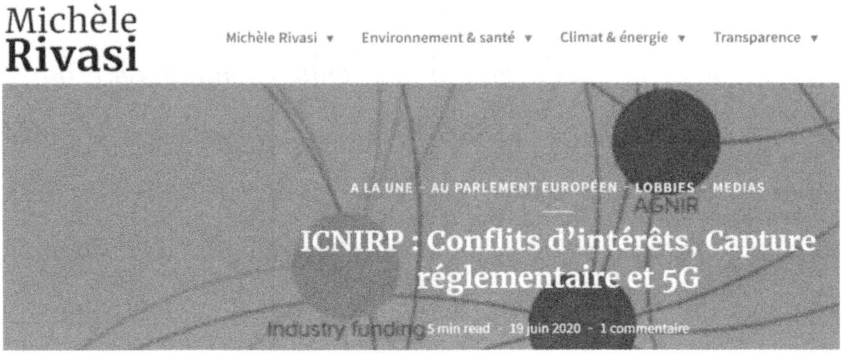

Pour un avis scientifique réellement indépendant, nous ne pouvons pas et nous ne devons pas nous fier à l'ICNIRP. La Commission européenne et les gouvernements nationaux de pays comme l'Allemagne devraient cesser de financer l'ICNIRP. Il est grand temps que la Commission européenne crée un nouveau conseil consultatif public et totalement indépendant sur les rayonnements non ionisants. Les fonds actuellement utilisés pour l'ICNIRP pourraient être utilisés pour mettre en place cette nouvelle organisation. Et compte tenu de l'augmentation globale du financement de la R&D via Horizon Europe, avec un budget prévu (pour 2021-2027) de 75 à 100 milliards d'euros, le financement ne devrait en aucun cas constituer un obstacle insurmontable à la mise en place de ce nouvel organisme véritablement indépendant.

19 https://www.michele-rivasi.eu/a-la-une/icnirp-conflits-dinterets-5g-et-capture-reglementaire

Michèle Rivasi, décède « subitement », le Mercredi 29 novembre 2023 d'une crise cardiaque, devant le
Parlement européen.

*

À la suite d'une plainte pour conflits d'intérêt, le médiateur européen rendit sa décision en 2017, en ces termes visibles ici[20].

Décision du Médiateur européen clôturant l'enquête sur la plainte 208/2015/concernant des conflits d'intérêts au sein d'un groupe d'experts de la Commission sur les champs électromagnétiques

Suggestions d'amélioration

La Commission devrait envisager d'introduire les mesures suivantes :

i) L'évaluation des conflits d'intérêts éventuels et des raisons qui les sous-tendent devrait être consignée dans un document officiel accessible au public. Le ou les fonctionnaires chargés de prendre la décision sur les conflits d'intérêts éventuels devraient être clairement désignés ;

iii) Les noms des membres d'un groupe de travail comme celui en cause en l'espèce devraient être publiés avant leur nomination, afin de **permettre au grand public de faire part de ses préoccupations en matière de conflits d'intérêts.**

---

20 https://www.ombudsman.europa.eu/en/decision/en/78175

Et la France dans tout ça ?

Voici ce que nous pouvons lire sur le site du gouvernement mis à jour le 21 juillet 2020 (un mois environ après l'alerte de Michèle Rivasi sur son site…).

Ce qui prouve l'intérêt du commissariat général du développement durable.

Visible ici[21].

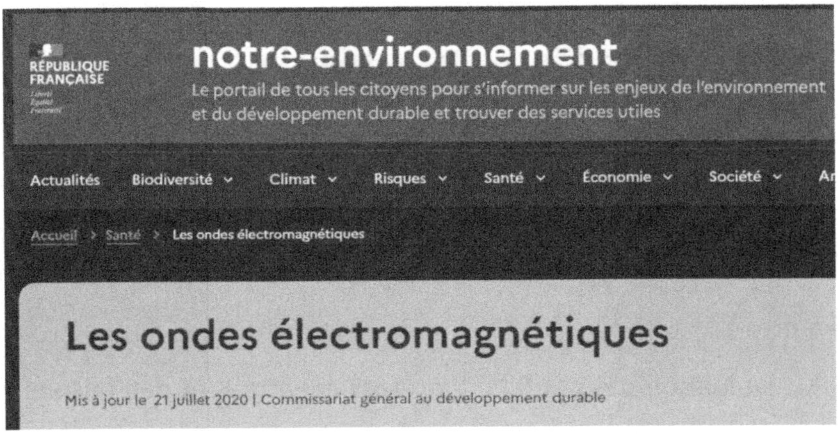
RÉPUBLIQUE FRANÇAISE
notre-environnement
Le portail de tous les citoyens pour s'informer sur les enjeux de l'environnement et du développement durable et trouver des services utiles
Actualités
Biodiversité
Climat
Risques
Santé
Économie
Société
Accueil > Santé > Les ondes électromagnétiques
Les ondes électromagnétiques
Mis à jour le 21 juillet 2020 | Commissariat général au développement durable

Nous pouvons lire :

L'accroissement de l'exposition du public aux ondes est attendu dans les années à venir, dans un contexte de généralisation de la couverture numérique du territoire.

L'État prévoit, en 2030, la couverture 4G de 99,6 % de la population métropolitaine et de 95 % de la population de chaque département.

21 https://www.notre-environnement.gouv.fr/themes/sante/article/les-ondes-electromagnetiques

Il a également été fixé l'obligation de couverture de 97,7 % de la population de la zone dite peu dense et de 100 % des axes routiers prioritaires, par un réseau mobile très haut débit, quelle que soit la bande utilisée. En parallèle, le déploiement des réseaux de téléphonie mobile 5ème génération (5G) est prévu pour 2020.

Dans le cadre du dispositif national de mesure de l'exposition aux ondes électromagnétiques, des mesures de l'exposition aux radiofréquences ont été réalisées dans un ***échantillon représentatif de 298 écoles.***

La méthode d'échantillonnage a permis d'extrapoler les mesures à l'ensemble du parc des écoles maternelles et élémentaires de France métropolitaine (plus de 50 000 écoles).

Les effets des radiofréquences sur la santé humaine font l'objet de nombreuses controverses depuis plusieurs années.

À ce jour, le seul constat partagé par les scientifiques est qu'une ***exposition aigüe de forte intensité aux champs électromagnétiques peut provoquer des effets thermiques.***

L'expertise scientifique conduite par ***l'ANSES en 2013*** *met en évidence l'absence d'effets sanitaires avérés et souligne les incertitudes sur ceux à long terme de l'exposition aux radiofréquences.*

L'hypersensibilité électromagnétique est classée depuis 2004 par ***l'OMS dans la famille des Intolérances environnementales idiopathiques (IEI), c'est-à-dire sans explication ni cause connue.***

Ses symptômes, de nature et d'intensité variables d'un individu à l'autre, sont à ce jour sans lien établi avec les effets connus des rayonnements électromagnétiques.

*En France, **l'ANSES a rendu en 2017 un avis dans lequel elle conclut à l'absence de preuves solides permettant d'établir un lien de causalité entre l'exposition aux champs électromagnétiques et les symptômes décrits par les personnes se déclarant électro-hypersensibles.***

Les effets à long terme de l'utilisation des téléphones mobiles ne font pas consensus, quant à eux.

Pourtant, l'exposition de leurs utilisateurs est nettement supérieure à celle des populations localisées chroniquement à proximité des antennes relais.

À l'échelle internationale, en 2011, le CIRC a classé les radiofréquences comme cancérogènes possibles pour l'Homme (groupe 2B).

*En France, l'ANSES a alerté, dans un avis rendu en 2016**, sur l'effet « possible » des radiofréquences sur les fonctions cognitives des enfants et leur bien-être.***

L'agence a mis en évidence un usage important et un équipement précoce des nouvelles technologies, en particulier chez les très jeunes enfants.

Si la caractérisation de l'exposition aux ondes de cette population reste complexe (variété des situations d'exposition et des usages, évolution rapide des dispositifs radioélectriques), cette étude souligne que les enfants sont toutefois susceptibles d'être plus exposés que les adultes, en particulier au niveau du cerveau.

*

6.

Alors comme ça, vous avez décidé de ne pas vous faire vacciner ?

On va alors s'occuper de votre petite « tête »...

En premier, sachez que nous surveillons votre activité cérébrale, grâce au brevet numéro US6011991A, publié en 1998. Visible ici[22].

US006011991A

United States Patent [19]
Mardirossian

[11] **Patent Number:** **6,011,991**
[45] **Date of Patent:** **Jan. 4, 2000**

[54] **COMMUNICATION SYSTEM AND METHOD INCLUDING BRAIN WAVE ANALYSIS AND/ OR USE OF BRAIN ACTIVITY**

[75] Inventor: **Aris Mardirossian**, Germantown, Md.

[73] Assignee: **Technology Patents, LLC**, Derwood, Md.

[21] Appl. No.: **09/206,365**

[22] Filed: **Dec. 7, 1998**

[51] **Int. Cl.**[7] **A61N 5/00**
[52] **U.S. Cl.** **600/544**; 600/545
[58] **Field of Search** 600/300, 544–545; 128/897–898, 904, 905

5,640,493	6/1997	Skeirik .	
5,715,821	2/1998	Faupel .	
5,719,561	2/1998	Gonzales .	
5,722,418	3/1998	Bro	128/905
5,730,146	3/1998	Itil et al.	600/544
5,736,543	4/1998	Rogers et al. .	
5,737,485	4/1998	Flanagan et al. .	
5,747,492	5/1998	Lynch et al. .	
5,791,342	8/1998	Woodard	600/544
5,816,247	10/1998	Maynard .	

Primary Examiner—Cary O'Connor
Assistant Examiner—Michael Astorino
Attorney, Agent, or Firm—Joseph A. Rhoa

[57] **ABSTRACT**

A system and method for enabling human beings to communicate by way of their monitored brain activity. The brain

Système et procédé permettant à des êtres humains de communiquer par le biais de leur activité cérébrale surveillée.

L'activité cérébrale d'un individu est surveillée et transmise à un endroit éloigné (par exemple par satellite).

[22] https://patents.google.com/patent/US6011991A/en

À distance, l'activité cérébrale surveillée est comparée à des courbes, des formes d'onde ou des modèles d'activité cérébrale normalisés préenregistrés pour déterminer si une correspondance ou une correspondance substantielle est trouvée.

Si une telle correspondance est trouvée, l'ordinateur à distance détermine que l'individu tentait de communiquer le mot, la phrase ou la pensée correspondant au signal normalisé stocké correspondant.

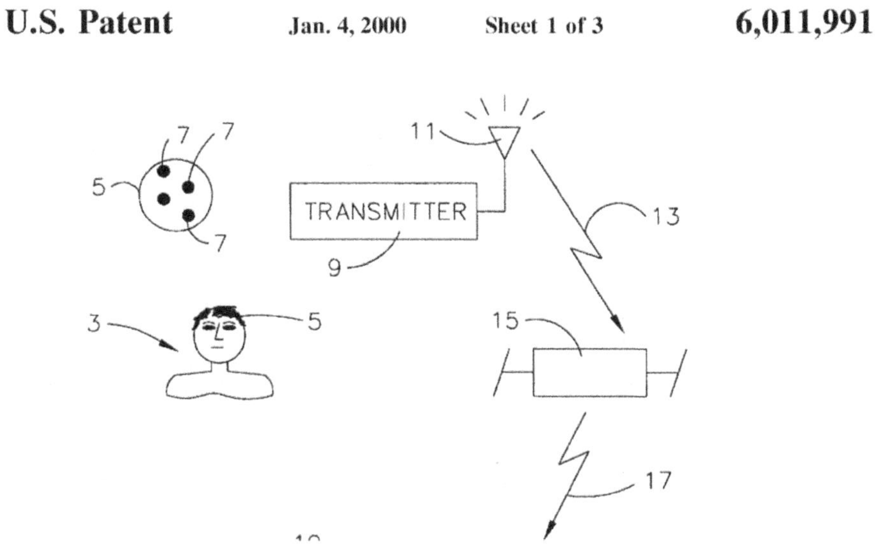

Ainsi si vous communiquez avec un autre individu identifié comme ne voulant pas se faire vacciner, nous le savons et l'enregistrons.

*

L'idée de vous faire vacciner, vous rend nerveux. On va arranger cela en utilisant un « Système d'induction d'ondes cérébrales » proposé par le brevet numéro US5954629A, publié en 1996. Visible ici[23].

US005954629A

United States Patent [19]
Yanagidaira et al.

[11] **Patent Number: 5,954,629**
[45] **Date of Patent: *Sep. 21, 1999**

[54] **BRAIN WAVE INDUCING SYSTEM**

[75] Inventors: **Masatoshi Yanagidaira; Yuichi Kimikawa; Takeshi Fukami; Mitsuo Yasushi**, all of Saitama-ken, Japan

[73] Assignee: **Pioneer Electronic Corporation,** Tokyo, Japan

[*] Notice: This patent issued on a continued prosecution application filed under 37 CFR 1.53(d), and is subject to the twenty year patent term provisions of 35 U.S.C.

[56] **References Cited**

U.S. PATENT DOCUMENTS

5,241,967	9/1993	Yasushi et al.	600/27
5,495,853	3/1996	Yasushi	600/27
5,613,498	3/1997	Yasushi et al.	600/27

Primary Examiner—Linda C. M. Dvorak
Assistant Examiner—Rosiland Kearney
Attorney, Agent, or Firm—Nikaido, Marmelstein, Murray & Oram LLP

[57] **ABSTRACT**

Description

Des capteurs sont fournis pour détecter les ondes cérébrales d'un utilisateur, et un filtre passe-bande est fourni pour extraire une onde cérébrale particulière, y compris une onde α incluse dans une onde cérébrale détectée. Le filtre passe-bande comprend un premier filtre passe-bande ayant une bande passe-bande étroite, et un second filtre passe-bande ayant une bande passe-large L'un des premiers et deuxièmes filtres passe-bande est sélectionné, et un signal de stimulation est produit en fonction d'une onde α extraite par un filtre passe-bande sélectionné.

[23] https://patents.google.com/patent/US5954629A/en

En fonction du signal de stimulation, une lumière de stimulation est émise à l'utilisateur afin de l'inciter à se détendre ou à dormir.

*

Vous vous détendez.

Nous allons maintenant vous faire prendre conscience, pendant votre sommeil, que la vaccination est une bonne chose pour vous, et pour les fabricants de vaccins…

Tout va bien se passer grâce au « Procédé et appareil pour induire des états de conscience désirés » offert par le brevet numéro US5356368A, publié en 1991. Visible ici[24].

US005356368A

United States Patent [19]
Monroe

[11] **Patent Number: 5,356,368**
[45] **Date of Patent: * Oct. 18, 1994**

[54] **METHOD OF AND APPARATUS FOR INDUCING DESIRED STATES OF CONSCIOUSNESS**

[75] Inventor: **Robert A. Monroe,** Nelson County, Va.

[73] Assignee: **Interstate Industries Inc.,** Faber, Va.

[*] Notice: The portion of the term of this patent subsequent to May 25, 2010 has been disclaimed.

[21] Appl. No.: **664,176**

[22] Filed: **Mar. 1, 1991**

[51] **Int. Cl.**^{5} **A61M 21/00**
[52] **U.S. Cl.** **600/28;** 128/732
[58] **Field of Search** 600/26-28; 128/731-732

4,227,516	10/1980	Meland et al. .	
4,335,710	6/1982	Williamson .	
4,573,449	3/1986	Warnke .	
4,834,701	5/1989	Masaki .	
4,883,067	11/1989	Knispel et al.	600/28
5,036,858	8/1991	Carter et al. .	
5,101,831	4/1992	Koyama et al.	600/26

Primary Examiner—Lee S. Cohen
Assistant Examiner—J. P. Lacyk
Attorney, Agent, or Firm—Sughrue, Mion, Zinn, Macpeak & Seas

[57] **ABSTRACT**

Improved methods and apparatus for entraining human brain patterns, employing frequency following response (FFR) techniques, facilitate attainment of desired states of consciousness. In one embodiment, a plurality of electroencephalogram (EEG) waveforms, characteris-

24 https://patents.google.com/patent/US5356368A/en

Description

Des méthodes et des appareils améliorés pour entraîner les modèles cérébraux humains, en utilisant des techniques de réponse de suivi de fréquence (FFR), facilitent l'atteinte des états de conscience souhaités.

Dans un mode de réalisation, une pluralité de formes d'onde d'électroencéphalogramme (EEG), caractéristiques d'un état de conscience donné, sont combinées pour produire une forme d'onde EEG à laquelle les sujets peuvent être plus facilement sensibles.

Dans un autre mode de réalisation, les schémas de sommeil sont reproduits sur la base des schémas cérébraux observés pendant des parties d'un cycle de sommeil ; Les principes d'entraînement sont appliqués pour induire le sommeil.

Dans un autre mode de réalisation encore, les principes d'entraînement sont appliqués dans l'environnement de travail, pour induire et maintenir un niveau de conscience souhaité. Un appareil portable est également décrit.

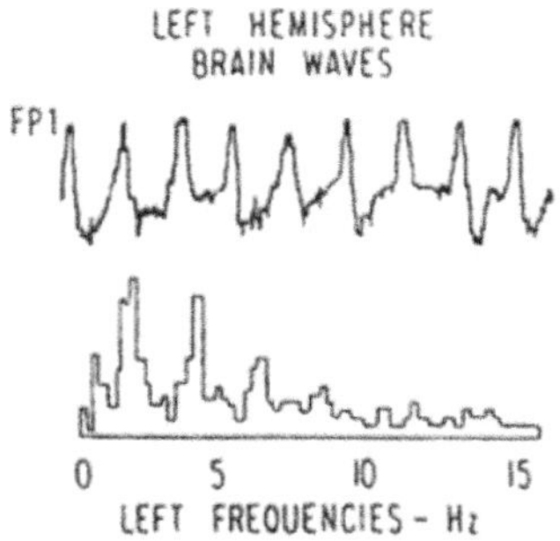

FIG. 1D

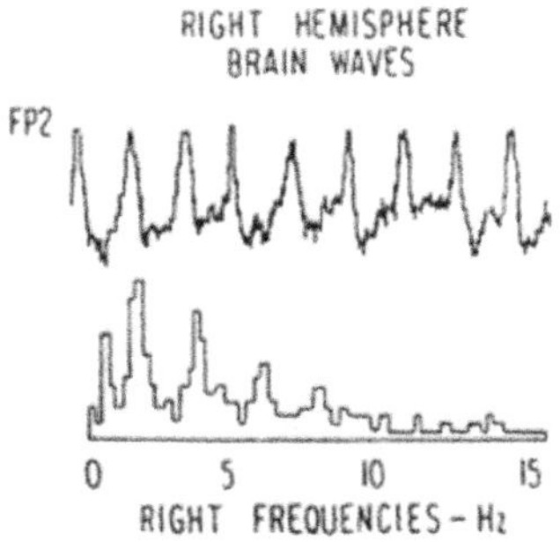

FIG. 1E

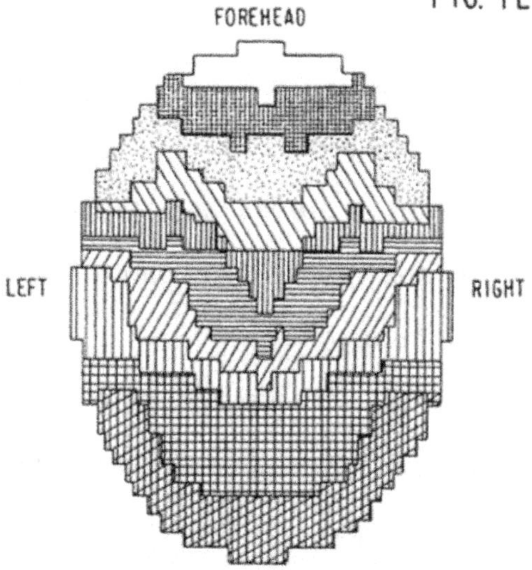

TOPOGRAPHIC BRAIN MAP OF NEOCORTEX 4-8 Hz

*

Nous y sommes presque.

Vous êtes détendu, vous avez bien dormi en prenant conscience que vous deviez vous faire vacciner.

Reste à vous « bombarder » de messages subliminaux silencieux, pour ce faire nous allons utiliser un « Système de présentation subliminal silencieux » breveté en 1989, ayant pour numéro US5159703. Visible ici[25].

CONTEXTE - DESCRIPTION DE L'ÉTAT DE LA TECHNIQUE

L'apprentissage subliminal est largement utilisé aujourd'hui et les rubans subliminaux sont fabriqués par un certain nombre d'entreprises rien qu'aux États-Unis.

Plusieurs décennies d'études scientifiques indiquent que les messages subliminaux peuvent influencer les attitudes et le comportement d'un humain.

Le subliminal, dans ces discussions, peut être défini comme « en dessous du seuil d'audibilité pour l'esprit conscient ». Pour être efficaces, cependant, les informations transmises de manière subliminale (appelées affirmations par les professionnels) doivent être présentées à l'oreille de l'auditeur de manière à pouvoir être perçues et « décodées » par l'esprit subconscient de l'auditeur.

[25] https://patents.google.com/patent/US5159703A/en

Nous faisons référence à des informations audio dans cette discussion, cependant, des informations peuvent être saisies dans le subconscient du sujet par l'un des capteurs du corps, tels que le toucher, l'odorat, la vue ou l'ouïe.

À titre d'exemple, les premiers travaux de développement dans le domaine des messages subliminaux utilisaient des films et des projections de diapositives comme support.

Les premières recherches sur les effets de la stimulation subliminale visuelle et auditive sont illustrées par les brevets américains n° 3 060 795 de Corrigan et al. et 3 278 676 de Becker.

Le brevet américain n° 4 395 600 de Lundy et Tyler est représentatif des développements ultérieurs des techniques de messages subliminaux d'aujourd'hui.

La majorité des bandes subliminales audio disponibles aujourd'hui sont préparées à l'aide d'une technique de base.

C'est-à-dire que les affirmations verbales sont mélangées et enregistrées à un niveau inférieur à celui d'un « premier plan » de musique ou de sons de vagues océaniques ou d'un ruisseau de montagne bouillonnant ou d'autres sons similaires.

« Protégés ensemble : les vaccins, ça marche ! »

« La vaccination, pour une longue vie pour tous » (OMS)

*

Il ne reste qu'à nous assurer que vous vous êtes fait vacciner en utilisant le brevet numéro US11107588B2, publié le 31 août 2021, intitulé « Méthodes et systèmes de priorisation des traitements, de la vaccination, des tests et/ou des activités tout en protégeant la vie privée des personnes ». Visible ici [26].

US011107588B2

(12) **United States Patent**
Ehrlich et al.

(10) **Patent No.: US 11,107,588 B2**
(45) **Date of Patent: Aug. 31, 2021**

(54) **METHODS AND SYSTEMS OF PRIORITIZING TREATMENTS, VACCINATION, TESTING AND/OR ACTIVITIES WHILE PROTECTING THE PRIVACY OF INDIVIDUALS**

(71) Applicants: **Gal Ehrlich**, Ramat-Gan (IL); **Maier Fenster**, Petach-Tikva (IL)

(72) Inventors: **Gal Ehrlich**, Ramat-Gan (IL); **Maier Fenster**, Petach-Tikva (IL)

(*) Notice: Subject to any disclaimer, the term of this patent is extended or adjusted under 35 U.S.C. 154(b) by 0 days.

(21) Appl. No.: **17/106,279**

(22) Filed: **Nov. 30, 2020**

H04W 12/069; H04W 4/80; G06N 7/005; G08B 21/02; G07C 9/28; G07C 9/22; G06F 1/163; G06F 3/14; G09G 5/36;
(Continued)

(56) **References Cited**

U.S. PATENT DOCUMENTS

7,705,723 B2 4/2010 Kahn et al.
8,645,538 B2 2/2014 Pan
(Continued)

OTHER PUBLICATIONS

Office Action and Search Report dated Dec. 17, 2020 From the Israel Patent Office Re. Application No. 276648. (9 Pages.).
(Continued)

Primary Examiner — Anh V La

Description :

Système et procédés de sélection anonyme de sujets pour un traitement contre une maladie infectieuse causée par un agent pathogène.

[26] https://patents.google.com/patent/US11107588B2/en

U.S. Patent Aug. 31, 2021 Sheet 1 of 12 US 11,107,588 B2

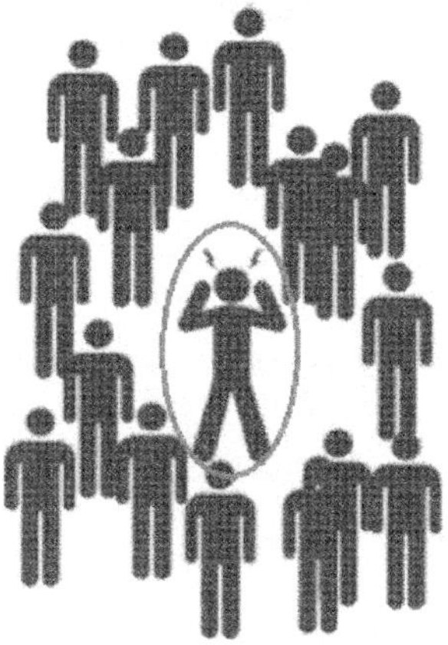

Superspreader

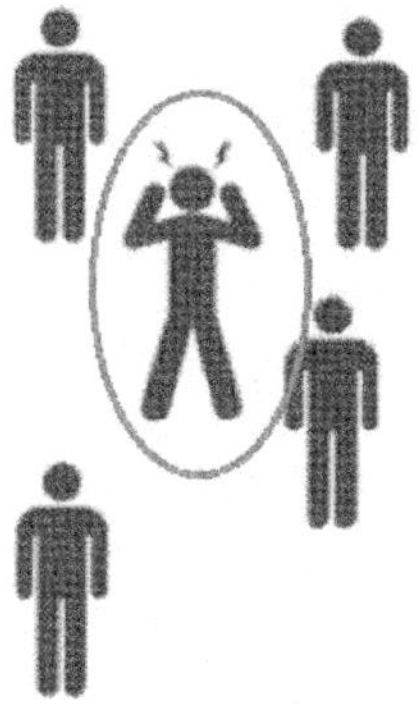

Non-Superspreader

Remarquez sur le dessin du brevet « l'éclair » émis.

N'est-ce pas une « adresse Mac » ?

Le système est composé d'une pluralité de dispositifs électroniques comprenant des instructions pour générer une identification.

Lorsqu'ils sont à proximité d'un autre dispositif électronique de ce type, ils peuvent alors transmettre / recevoir l'identification vers / depuis l'autre dispositif électronique.

Ensuite, un score est généré sur la base d'une pluralité de ces identifiants reçus.

De plus, sur la base des informations reçues d'un serveur, des instructions de traitement pertinentes sont affichées aux sujets en fonction des informations reçues et du score.

Le serveur comprend des instructions pour envoyer à la pluralité de dispositifs électroniques les informations à afficher avec les instructions de traitement pertinentes, en outre le serveur et/ou les dispositifs électroniques comprennent des instructions pour générer une prédiction de la probabilité qu'un sujet transmette l'agent pathogène, sur la base du score du sujet.

7.

31 octobre 2023.

En route vers le contrôle de la santé mondiale et de la vie et de la mort sur terre, mais en SECRET..

C'est ainsi que deux scientifiques prirent les choses en main :

- ✓ **Seth J. Putterman,** physicien américain, connu pour avoir une approche électrique des sujets de recherche qui tournent autour des phénomènes de focalisation de l'énergie dans les systèmes non linéaires et continus.
- ✓ **Elwood (Woody) Norris** est un célèbre inventeur américain. Au cours de ses 45 ans de carrière en tant qu'inventeur professionnel indépendant, ses innovations ont produit des percées significatives dans les domaines de la médecine, du stockage de données, de l'électronique audio et des technologies de défense, contribuant à produire des marchés d'un milliard de dollars et générant 300 millions de dollars en droits de licence bruts. En 2005, il a reçu le prix Lemelson-MIT de 500 000 dollars pour son invention d'un « sonar pour isoler différents mouvements à l'intérieur du corps humain ».

Nous aurions préféré ne pas trouver par « hasard » le brevet numéro US 11,801,394 B1, déposé le 10 janvier 2023 par Seth J. Putterman et Elwood (Woody) Norris et publié le 31 octobre 2023, intitulé « Systèmes et procédés pour créer secrètement des effets nocifs sur la santé des sujets », visible ici[27].

Au début, nous pensions que c'était un faux, aussi avons-nous effectué des recherches. Quelle tristesse avons-nous ressentie lorsque nous avons découvert que celui-ci était enregistré sur le site « USpto » (United States Patent and Trademark Office) le centre des brevets du gouvernement américain.

Visible ici[28].

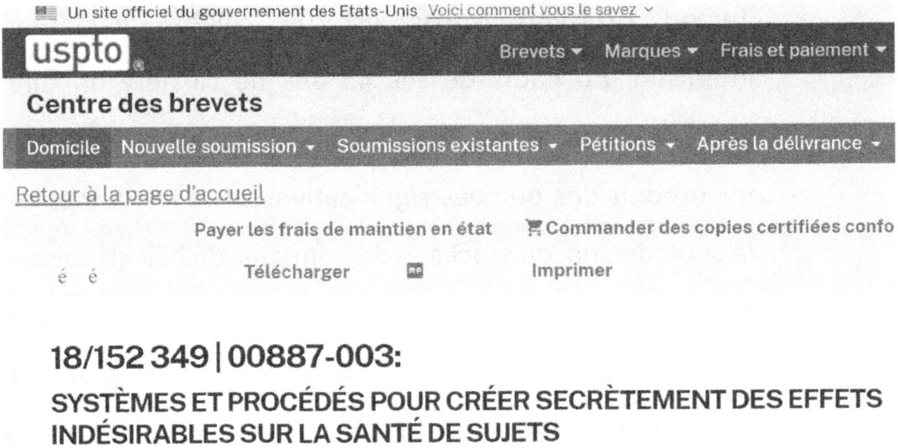

Comment un tel brevet a-t-il pu être conçu par l'Homme ?
Comment un tel brevet a-t-il pu être validé par les États-Unis ?

---

27 https://patents.google.com/patent/US11801394B1/en

28 https://patentcenter.uspto.gov/applications/18152349

Les liens internet seront sans aucun doute effacés mais des enregistrements vidéo ont été réalisés, cryptés et « bien planqués ».

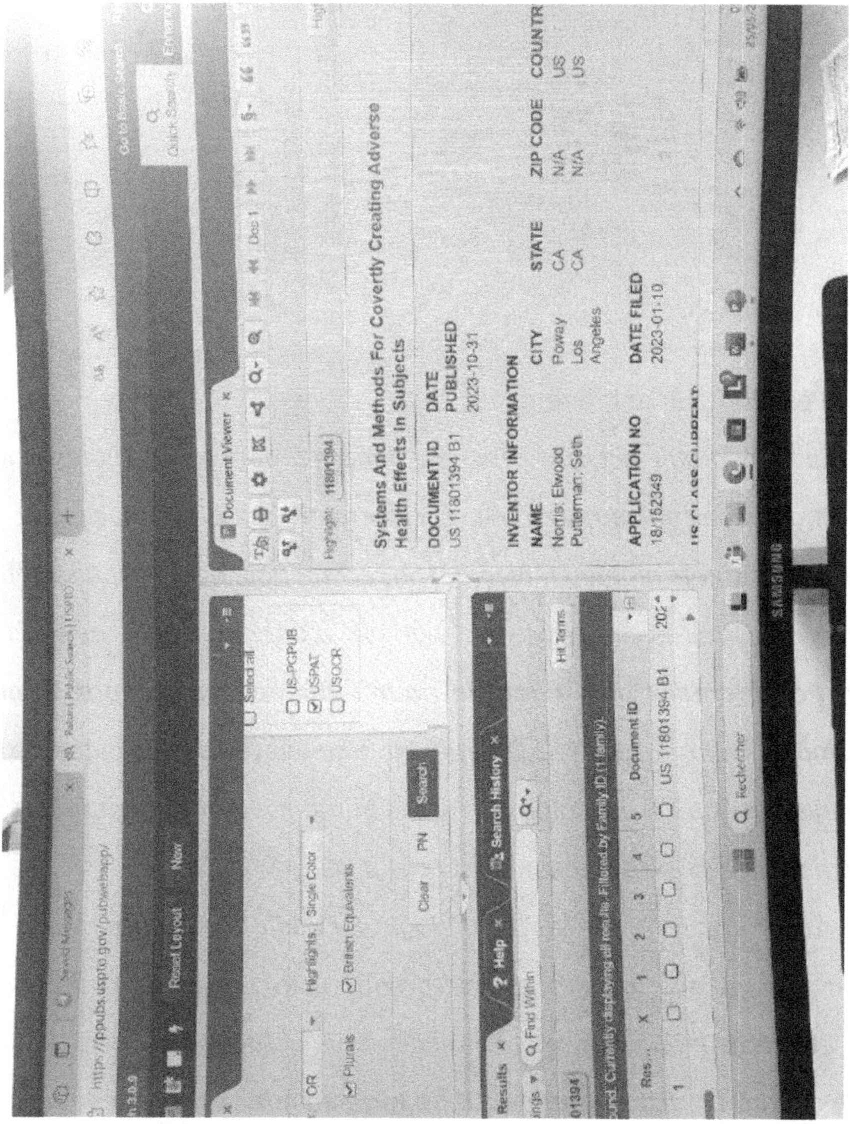

US011801394B1

(12) **United States Patent**
Norris et al.

(10) **Patent No.: US 11,801,394 B1**
(45) **Date of Patent: Oct. 31, 2023**

(54) **SYSTEMS AND METHODS FOR COVERTLY CREATING ADVERSE HEALTH EFFECTS IN SUBJECTS**

(71) Applicants: **Elwood Norris**, Poway, CA (US); **Seth Putterman**, Los Angeles, CA (US)

(72) Inventors: **Elwood Norris**, Poway, CA (US); **Seth Putterman**, Los Angeles, CA (US)

(*) Notice: Subject to any disclaimer, the term of this patent is extended or adjusted under 35 U.S.C. 154(b) by 0 days.

(21) Appl. No.: **18/152,349**

(22) Filed: **Jan. 10, 2023**

3,951,134	A	4/1976	Malech	
4,349,898	A	9/1982	Drewes et al.	
4,858,612	A	8/1989	Stocklin	
4,884,809	A	12/1989	Rowan	
6,359,835	B1	3/2002	Gayl	
7,841,989	B2	11/2010	Kiefer et al.	
7,994,962	B1 *	8/2011	Ben-Shmuel	H01Q 19/18 342/13
8,049,173	B1 *	11/2011	Brown	H01Q 19/00 250/341.7
8,661,961	B2	3/2014	Rosenberg et al.	
9,470,214	B2	10/2016	Kennedy	
9,500,447	B1 *	11/2016	Cannon, Jr.	F41H 13/0043
9,872,100	B2	1/2018	Henry et al.	
10,506,936	B2	12/2019	Clark et al.	

(Continued)

OTHER PUBLICATIONS

Il est écrit sur le brevet :

La technologie actuelle concerne généralement les systèmes et les méthodes permettant de créer secrètement des effets nocifs sur la santé des sujets animaux. Bien que la technologie actuelle puisse être utilisée avec succès avec une variété d'animaux, elle peut être ***particulièrement bien adaptée pour influencer le comportement humain****. En tant que tel, la discussion suivante se concentrera sur l'utilisation de la technologie avec les humains, étant entendu que la technologie ne se limite en aucun cas à cela.*

Avantageusement, la technologie actuelle peut être mise en œuvre sans que le sujet visé ne prenne conscience des causes des effets néfastes sur la santé. La technologie actuelle peut être dirigée vers ***le sujet à distance et peut être mise en œuvre derrière les murs, les fenêtres, etc****.*

Ainsi, pendant le traitement du sujet, il n'a ***aucune connaissance qu'un acteur extérieur tente d'influencer son bien-être.***

Une fois que le sujet n'est plus exposé à la technologie actuelle, il y a peu ou pas de preuves qu'une influence extérieure ait agi sur le sujet, même si les effets de l'exposition peuvent encore être perçus. Ainsi, le sujet reste complètement inconscient qu'une tentative a été faite pour influencer son comportement, même s'il peut encore en subir les effets néfastes sur la santé.

Les inventeurs actuels sont au courant des travaux antérieurs effectués par Charles Bovill qui sont devenus connus sous le nom d'effet « bucha » ou « flicker ».

Bovill a enseigné que diriger une lumière stroboscopique émettant des impulsions dans la gamme de 10 à 30 Hz (hertz) peut produire un effet indésirable sur un pourcentage de la population, le sujet éprouvera des vertiges, des nausées, etc.

De plus, Allan Frey a découvert que diriger des micro-ondes de l'ordre de 1,3 GHz (gigahertz) vers la tête d'un sujet peut provoquer la sensation du son. Bien que chacune de ces méthodes, et d'autres similaires, puissent être utilisées avec un certain succès pour modifier le comportement des sujets animaux, elles souffrent de l'inconvénient que le sujet est conscient d'un événement indésirable, il peut voir les lumières, ou entendre le son (développé traditionnellement ou par l'effet Frey) et peut donc prendre des mesures pour en éviter les effets.

La présente technologie comble ces lacunes de l'état de la technique en créant secrètement des effets nocifs sur la santé des sujets, afin qu'ils ne réalisent pas qu'une influence extérieure agit sur eux. Ils se sentent simplement malades et agissent en conséquence.

Les inventeurs actuels pensent que la technologie peut être utilisée pour créer secrètement des symptômes chez des sujets tels que des nausées, des difficultés cognitives, des vertiges, etc.

Une fois que le sujet éprouve de tels symptômes, il est incapable ou ne veut pas poursuivre l'activité dans laquelle il est engagé. Cela peut être réalisé sans fournir au sujet le moindre indice qu'un acteur extérieur est responsable des symptômes.

D'une manière générale, la technologie actuelle dirige les formes d'onde électromagnétiques ou ultrasonores vers la tête d'un sujet.

Les formes d'onde sont pulsées à des fréquences qui correspondent à une plage cible d'oscillations neuronales humaines.

De telles oscillations neuronales se produisent naturellement chez les animaux, en particulier les humains, et on pense qu'elles proviennent de l'activité électrique du cerveau humain.

Les exemples les plus connus sont les ondes alpha et bêta (ou rythmes alpha et bêta).

Les rythmes alpha sont considérés comme des oscillations neuronales dans la gamme de fréquences de 8 à 12 Hz, provenant probablement de l'activité électrique synchrone et cohérente (en phase ou constructive) des cellules du stimulateur cardiaque thalamique chez l'homme.

Les rythmes bêta sont compris comme une oscillation neuronale (onde cérébrale) dans le cerveau avec une gamme de fréquences comprise entre 12,5 et 30 Hz (12,5 à 30 cycles par seconde).

Les ondes bêta peuvent être divisées en trois sections : les ondes bêta basses (12,5-16 Hz), les ondes bêta (16,5-20 Hz) et les ondes bêta élevées (20,5-28 Hz).

*

Comment un tel brevet[29] a-t-il pu être validé et publié ?

Sa gestion a été assurée par le bureau d'avocats THORPE NORTH & WESTERN S.E.N.C.R.L.

Cette société analyse la brevetabilité de l'innovation, aide à la rédaction, gère les éventuelles réclamations en compte des contrevenants potentiels lors de la publication provisoire du brevet. Elle est également l'interface entre les deux inventeurs que sont *Elwood Norris* et *Seth Putterman* et l'USpto.

[29] https://image-ppubs.uspto.gov/dirsearch-public/print/downloadPdf/11801394

Ne pas oublier l'examinateur Joshua E. Freeman[30], une aide précieuse pour les inventeurs. Les documents échangés entre Joshua E. Freeman, Seth J. Putterman / Elwood Norris et le bureau d'avocats, THORPE NORTH & WESTERN, figurent dans l'« historique des transactions ». Visible ici[31].

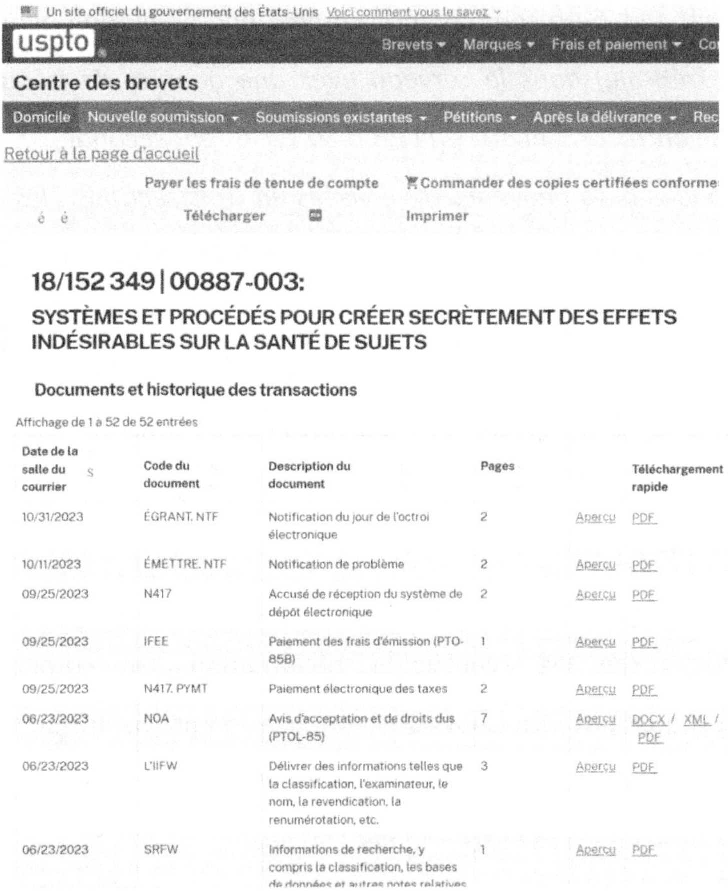
Un site officiel du gouvernement des États-Unis Voici comment vous le savez

uspto — Brevets — Marques — Frais et paiement — Co

Centre des brevets

Domicile — Nouvelle soumission — Soumissions existantes — Pétitions — Après la délivrance — Rec

Retour à la page d'accueil

Payer les frais de tenue de compte — Commander des copies certifiées conforme

Télécharger — Imprimer

18/152 349 | 00887-003:

SYSTÈMES ET PROCÉDÉS POUR CRÉER SECRÈTEMENT DES EFFETS INDÉSIRABLES SUR LA SANTÉ DE SUJETS

Documents et historique des transactions

Affichage de 1 à 52 de 52 entrées

Date de la salle du courrier	Code du document	Description du document	Pages		Téléchargement rapide
10/31/2023	ÉGRANT. NTF	Notification du jour de l'octroi électronique	2	Aperçu	PDF
10/11/2023	ÉMETTRE. NTF	Notification de problème	2	Aperçu	PDF
09/25/2023	N417	Accusé de réception du système de dépôt électronique	2	Aperçu	PDF
09/25/2023	IFEE	Paiement des frais d'émission (PTO-85B)	1	Aperçu	PDF
09/25/2023	N417. PYMT	Paiement électronique des taxes	2	Aperçu	PDF
06/23/2023	NOA	Avis d'acceptation et de droits dus (PTOL-85)	7	Aperçu	DOCX / XML / PDF
06/23/2023	L'IIFW	Délivrer des informations telles que la classification, l'examinateur, le nom, la revendication, la renumérotation, etc.	3	Aperçu	PDF
06/23/2023	SRFW	Informations de recherche, y compris la classification, les bases de données et autres notes relatives	1	Aperçu	PDF

[30] Avec Examiner Freeman, vous avez 86% de chances d'obtenir un brevet délivré 3 ans après la première action administrative.

https://www.patentbots.com/stats/examiner/3641-FREEMAN-JOSHUA-E -

[31] https://patentcenter.uspto.gov/applications/18152349/ifw/docs?application=

Nous vous proposons d'analyser quelques historiques des transactions.

1. Joshua E. Freeman, conseil des inventeurs Elwood Norris et Seth Putterman a envoyé une première version du brevet « Systèmes et procédés pour créer secrètement des effets nocifs sur la santé des sujets » à la société THORPE NORTH & WESTERN. Après analyse, un avocat de la société retourne un document intitulé « réclamations ». Joshua E. Freeman analyse ce retour avec les inventeurs et répond l**e 6 janvier 2023** par un document nommé « Revendications ». Visible ici[32].

06/01/2023	CLM	Revendications	4	Aperçu PDF / XML

Sur ce document il est écrit :

1. (actuellement modifié) Procédé de création secrète d'effets nocifs sur la santé d'un sujet humain :

- ✓ *générer au moins une onde électromagnétique à une fréquence comprise entre environ 300 MHz (mégahertz) et environ 300 GHz (gigahertz) ;*
- ✓ *pulser la ou les ondes d'énergie électromagnétique à une fréquence d'impulsion dans une plage cible d'oscillations neuronales humaines ;*

[32] https://patentcenter.uspto.gov/applications/18152349/ifw/docs?application=

✓ *transmettre à distance la ou les ondes électromagnétiques pulsées au cerveau du sujet, dans laquelle la fréquence d'impulsion est continuellement modifiée dans la gamme de fréquences cible de manière à balayer la gamme de fréquences cible.*

2. (original) Procédé selon la revendication 1, dans lequel la plage cible des ***oscillations neuronales humaines est d'environ 8 Hz (hertz) à environ 12 Hz.***

3. (original) Procédé selon la revendication 1, dans lequel la plage cible des ***oscillations neuronales humaines est d'environ 12,5 Hz à environ 30 Hz.***

4. (original) Procédé selon la revendication 3, dans lequel la plage cible des ***oscillations neuronales humaines est d'environ 12,5 Hz à environ 16 Hz.***

5. (original) Procédé selon la revendication 3, dans lequel la plage cible des neurones humains.

6. (original) Procédé selon la revendication 3, dans lequel la plage cible des ***oscillations neuronales humaines est d'environ 20,5 Hz à environ 28 Hz.***

7. (original) Procédé selon la revendication 1, dans lequel la fréquence d'impulsion correspond à l'une des fréquences discrètes de la gamme des fréquences cibles.

Réclamations 8 à 10 (annulées)

11. (original) Procédé de création secrète d'effets nocifs sur la santé d'un sujet humain :

- ✓ *générer au moins une onde audio ultrasonore à une fréquence supérieure à environ 20 kHz (kilohertz) ;*
- ✓ *pulser la ou les ondes ultrasonores à une fréquence d'impulsion dans une plage cible d'oscillations neuronales humaines;*
- ✓ *transmettre à distance la ou les ondes ultrasonores au cerveau du sujet.*

12. (original) Procédé selon la revendication 11, dans lequel la plage cible des oscillations neuronales humaines est d'environ 8 Hz (hertz) à environ 12 Hz.

13. (original) Procédé selon la revendication 11, dans lequel la gamme cible des oscillations neuronales humaines est d'environ 12,5 Hz à environ 30 Hz.

14. (original) Procédé selon la revendication 11, dans lequel la fréquence d'impulsion correspond à l'une d'une pluralité de fréquences discrètes dans la gamme de fréquences cible.

15. (original) Procédé selon la revendication 11, dans lequel la fréquence d'impulsion est continuellement modifiée dans la gamme de fréquences cible de manière à balayer la gamme de fréquences cible.

Revendications 16-17 (annulées).

18. (original) Procédé de création secrète d'effets nocifs sur la santé d'un sujet humain :

- ✓ *générer au moins une onde électromagnétique à une fréquence comprise entre environ 300 MHz (mégahertz) et environ 300 GHz (gigahertz) ;*
- ✓ *pulsation de la ou des ondes d'énergie électromagnétique à une fréquence d'impulsion dans une plage cible d'oscillations neuronales humaines ;*
- ✓ *générer au moins une onde audio ultrasonore à une fréquence supérieure à environ 20 kHz (kilohertz) ;*
- ✓ *pulsation de la ou des ondes ultrasonores à la fréquence d'impulsion ;*
- ✓ *transmettre à distance chacune des ondes électromagnétiques pulsées et des ondes ultrasonores au cerveau du sujet.*

19. (original) Procédé selon la revendication 11, dans lequel la plage cible des oscillations neuronales humaines est d'environ 8 Hz (hertz) à environ 30 Hz.

20. (original) Procédé selon la revendication 16, dans lequel la ou les ondes ultrasonores sont mises en phase par rapport à la ou aux ondes électromagnétiques, entre environ 10 ms et 50 ms secondes.

*

Lorsque l'on aime autant son prochain, que ne ferait-on pas pour le rendre heureux !

Poursuivons :

2. Dans la foulée, le 6 janvier 2023, l'avocat Jones Sason de la société THORPE NORTH & WESTERN, répond à l'examinateur Joshua E. Freeman. Youpi !! Ils acceptent la nouvelle version du brevet. Disponible ici[33].

Art Unit 3641
Examiner Joshua E Freeman
Serial No 18/152,349
Docket No 00887-003

CONCLUSION

In light of the above, Applicant respectfully submits that pending claims 1-7, 11-15 and 18-20 are in condition for allowance. Therefore, Applicant requests that the rejections and objections be withdrawn, and that the claims be allowed and passed to issue. If any impediment to the allowance of these claims remains after entry of this Response, the Examiner is strongly encouraged to telephone the undersigned at (801) 566-6633 so that such matters may be resolved as expeditiously as possible.

It is believed that no fee is due herewith. However, the Commissioner is hereby authorized to charge any required fee or to credit any overpayment in connection with this Response to Deposit Account No. 20-0100.

DATED this pt day of June, 2023.

Respectfully submitted,

/jasonrjones/

Jason R. Jones
Registration No. 51008

THORPE NORTH & WESTERN, LLP
Customer No. 20,551
P.O. Box 1219
Sandy, Utah 84091-1219
Telephone: (801) 566-6633

[33] https://patentcenter.uspto.gov/applications/18152349/ifw/docs?application=

Sur ce document il est écrit :

À la lumière de ce qui précède, le demandeur soutient respectueusement que les revendications 1 à 7, 11 à 15 et 18 à 20 sont en état d'être acceptées. Par conséquent, celui-ci demande que les rejets et les objections soient retirés, et que les revendications soient admises et délivrées. Si un obstacle à l'admission de ces revendications subsiste après l'entrée de cette réponse, l'examinateur est vivement encouragé à téléphoner au soussigné au (801) 566-6633 afin que ces questions puissent être résolues aussi rapidement que possible.

*

Entre-temps, à cette même date du 6 janvier 2023, un paiement électronique avait été effectué.

Page 1 of 2

uspto UNITED STATES PATENT AND TRADEMARK OFFICE

P.O. Box 1450
Alexandria, VA 22313 - 1450
www.uspto.gov

ELECTRONIC PAYMENT RECEIPT

APPLICATION #	RECEIPT DATE / TIME	ATTORNEY DOCKET #
18/152,349	06/01/2023 04:26:59 PM ET	00887-003

Title of Invention

SYSTEMS AND METHODS FOR COVERTLY CREATING ADVERSE HEALTH EFFECTS IN SUBJECTS

Trop fort le conseiller, examinateur et commissionnaire

Joshua E. Freeman.

Poursuivons...

3. **Le 23 juin 2023**, l'inventeur Elwood Norris *transmet à l'avocat Jones Sason de la société THORPE NORTH & WESTERN une « Liste des références citées par le déposant et analysées par l'examinateur » Joshua E. Freeman* . visible ici[34].

06/23/2023	1449	Liste des références citées par le déposant et examinées par l'examinateur	2	Aperçu	PDF

Receipt date: 06/01/2023 18/152,349 - GAU: 364:

PTO/SB/08B (08-03)
Approved for use through 07/31/2006. OMB 0651-0031
U.S. Patent and Trademark Office; U.S. DEPARTMENT OF COMMERCE
Under the Paperwork Reduction Act of 1995, no persons are required to respond to a collection of information unless it contains a valid OMB control number.

Substitute for form 1449/PTO **INFORMATION DISCLOSURE STATEMENT BY APPLICANT** (Use as many sheets as necessary)	**Complete if Known**	
	Application Number	18/152,349
	Filing Date	1/10/2023
	First Named Inventor	Elwood Norris
	Art Unit	3641
	Examiner Name	Joshua E. Freeman
Sheet of	Attorney Docket Number	00887-003

NON PATENT LITERATURE DOCUMENTS

Examiner Initials*	Cite No.[1]	Include name of author (in CAPITAL LETTERS), title of the article (when appropriate), title of the item (book, magazine, journal, serial, symposium, catalog, etc.), date, page(s), volume-issue number(s), publisher, city and/or country where published.	T[2]
		BOZOVIC and HUDSPETH, Hair-bundle Movements Elicited by Transepithelial Electrical Stimulation of Hair Cells in the Sacculus of the Bullfrog, February 4, 2023, 6 pages, Vol. 100, PNAS, New York	
		FOMENKO et al., Systematic Examination of Low-intensity Ultrasound Parameters on Human Motor Cortex Excitability and Behavior, elife, November 25, 2020, 30 pages,	
		FREY AH, Auditory System Response to Radio Frequency Energy, December 1961, 3 pages, Aerospace Med	
		KUBANEK et al., Remote, Brain Region-Specific Control of Choice Behavior with Ultrasonic Waves, Science Advances, May 20, 2020, 9 pages, Vol. 6,	
		LUBNER et al., Review of Audiovestibular Symptoms Following Exposure to Acostic and Electromagnetic Energy Outside Conventional Human Hearing, Frontiers in Neurology, April 28, 2020, 12 pages, Vol. 11,	
		ROMANENKO et al., The Interaction Between Electromagnetic Fields at Megahertz, Gigahertz and Terahertz Frequencies with Cells Tissues and Organisms: Risk and Potential, Interface, November 14, 2017, 22 pages, Vol. 14, rsif.royalsocietypublishing.org	

Ces références sont notées en page 2 du brevet.

[34] https://patentcenter.uspto.gov/applications/18152349/ifw/docs?application=

US 11,801,394 B1
Page 2

(56) **References Cited**

U.S. PATENT DOCUMENTS

2005/0226438	A1	10/2005	Norris et al.	
2006/0256559	A1	11/2006	Bitar	
2011/0316678	A1 *	12/2011	Duge	F41H 13/00 340/407.1
2012/0002193	A1 *	1/2012	Elliott	G01K 17/003 356/121
2012/0212368	A1 *	8/2012	Todd	F41H 13/0068 342/350
2016/0377391	A1 *	12/2016	Rubtsov	F21L 4/027 315/297
2018/0252506	A1 *	9/2018	Hoboy	F41H 13/0087
2020/0108925	A1 *	4/2020	Smith	B64C 39/024
2023/0099600	A1 *	3/2023	Blate	F41H 13/005 250/493.1

OTHER PUBLICATIONS

Fomenko et al., Systematic Examination of Low-intensity Ultrasound Parameters on Human Motor Cortex Excitability and Behavior, elife, Nov. 25, 2020, 30 pages.

Frey AH, Auditory System Response to Radio Frequency Energy, Dec. 1961, 3 pages, Aerospace Med.

Kubanek et al., Remote, Brain Region-Specific Control of Choice Behavior with Ultrasonic Waves, Science Advances, May 20, 2020, 9 pages, vol. 6.

Lubner et al., Review of Audio vestibular Symptoms Following Exposure to Acostic and Electromagnetic Energy Outside Conventional Human Hearing, Frontiers in Neurology, Apr. 28, 2020, 12 pages, vol. 11.

Romanenko et al., The Interaction Between Electromagnetic Fields at Megahertz, Gigahertz and Terahertz Frequencies with Cells Tissues and Organisms: Risk and Potential, Interface, Nov. 14, 2017, 22 pages, vol. 14, rsif.royalsocietypublishing.org.

* cited by examiner

Analysons quelques références :

3.a *FOMENKO et al Systematic Examinantion of Low-Intensity Ultrasound Parameters on Human motor cortex Excitability and Behavior, elife, november 25, 2020.* Disponible ici[35]

eLife ≡ Domicile Revue Communauté Environ

Outils et ressources
Neurosciences

Examen systématique des paramètres ultrasonores de faible intensité sur l'excitabilité et le comportement du cortex moteur humain

[35] https://elifesciences.org/articles/54497

3.b *FREY AH, auditory System Response to radio frequency energy december 1961* – disponible ici[36]

AUTHORS: Frey AH;

DATE: 1961

TITLE: Auditory system response to radio frequency energy.

SOURCE: Aerospace Med 32:1140-42

MAIN SUBJECT HEADING:

AN	HU	AT	IH	M
ANALYTICS	HUMAN EFFECTS	ANIMAL TOXICITY	WORKPLACE PRACTICES-ENGINEERING CONTROLS	MISCELLANEOUS

3.c *Kubanek et al Remote Brain region specific control of choise behavior with ultrasonic waves, sciences advances May 20, 2020.* Disponible ici[37].

ScienceAdvances Problème actuel Premiers articles de sortie Archiver Environ

DOMICILE > AVANCÉES SCIENTIFIQUES > VOL. 6, N° 21 > CONTRÔLE À DISTANCE, SPÉCIFIQUE À LA RÉGION DU CERVEAU, DU COMPORTEMENT DE CHOIX AVE

ARTICLE DE RECHERCHE NEUROSCIENCES COGNITIVES

Contrôle à distance, spécifique à la région du cerveau, du comportement de choix avec des ondes ultrasonores

36 https://zoryglaser.com/wp-content/uploads/2020/05/AUDITORY-SYSTEM-RESPONSE-TO-RADIO-FREQUENCY-ENERGY.pdf

37 https://www.science.org/doi/10.1126/sciadv.aaz4193

3.d *LUBNER et al Review of audiovestibular symptoms following exposure to acostic and electomagnetic energy outside conventional human, frontiers in neuroloy, april 28, 2020.* Disponible ici[38].

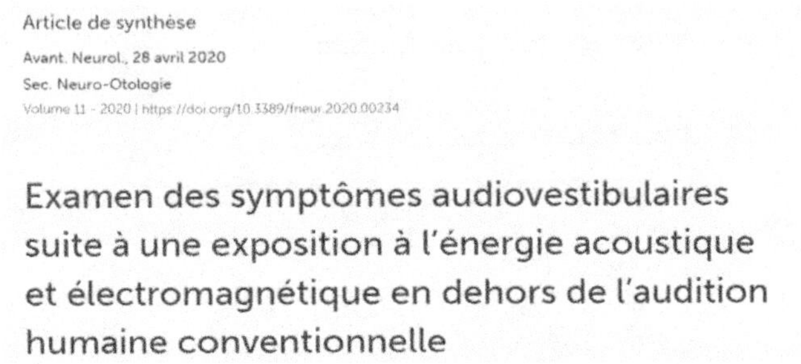

Article de synthèse

Avant. Neurol., 28 avril 2020

Sec. Neuro-Otologie

Volume 11 - 2020 | https://doi.org/10.3389/fneur.2020.00234

Examen des symptômes audiovestibulaires suite à une exposition à l'énergie acoustique et électromagnétique en dehors de l'audition humaine conventionnelle

2.e *Romanenko et al The interaction between electomagnetic fields at Megahertz, Gigahertz and Terahertz with cells tissues and organisms : risk and potential, interface november 14, 2017.* Disponible ici[39].

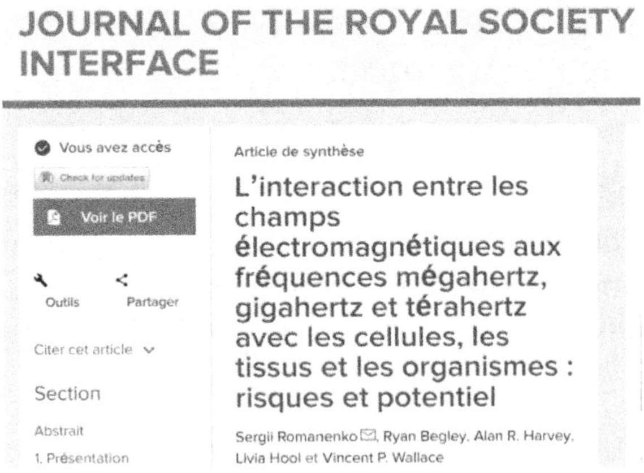

JOURNAL OF THE ROYAL SOCIETY INTERFACE

Vous avez accès

Check for updates

Voir le PDF

Outils

Partager

Citer cet article

Section

Abstrait

1. Présentation

Article de synthèse

L'interaction entre les champs électromagnétiques aux fréquences mégahertz, gigahertz et térahertz avec les cellules, les tissus et les organismes : risques et potentiel

Sergii Romanenko, Ryan Begley, Alan R. Harvey, Livia Hool et Vincent P. Wallace

38 https://www.frontiersin.org/journals/neurology/articles/10.3389/fneur.2020.00234/full

39 https://royalsocietypublishing.org/doi/10.1098/rsif.2017.0585

Comme vous pouvez le constater que de bonnes choses pour l'humain :

- ✓ Recherche de paramètres ultrasonores de faible intensité sur l'excitabilité et le comportement du cortex ;
- ✓ Contrôle à distance, spécifique à la région du cerveau ;
- ✓ Examen des symptômes audio vestibulaires à la suite d'une exposition à l'énergie acoustique et électromagnétique en dehors de l'audition humaine conventionnelle ;
- ✓ Interaction entre les champs électromagnétiques aux fréquences mégahertz, gigahertz et térahertz avec les cellules, les tissus et les organismes : risques et potentiel

Et cela n'a choqué aucun avocat de la THORPE NORTH & WESTERN, en charge de la brevetabilité de l'innovation, ni même l'USpto, le centre des brevets américains.

Ce même jour, **le 23 juin 2023**, l'inventeur Elwood Norris transmet à l'avocat Jones Sason, une liste de brevets utilisés dans son invention. Visible ici[40].

06/23/2023	1449	Liste des références citées par le déposant et examinées par l'examinateur	1	Aperçu	PDF

[40] https://patentcenter.uspto.gov/applications/18152349/ifw/docs?application=

Receipt date: 06/01/2023 — 18/152,349 - GAU: 3641

PTO/SB/08A (08-03)
Approved for use through 07/31/2006. OMB 0651-0031
U.S. Patent and Trademark Office; U.S. DEPARTMENT OF COMMERCE
Under the Paperwork Reduction Act of 1995, no persons are required to respond to a collection of information unless it contains a valid OMB control number.

Substitute for form 1449/PTO **INFORMATION DISCLOSURE STATEMENT BY APPLICANT** (Use as many sheets as necessary)	**Complete if Known**	
	Application Number	18/152,349
	Filing Date	1/10/2023
	First Named Inventor	Elwood Norris
	Art Unit	3641
	Examiner Name	Joshua E. Freeman
Sheet of	Attorney Docket Number	00887-003

U.S. PATENT DOCUMENTS

Examiner Initials*	Cite No.[1]	Document Number Number-Kind Code[2] (if known)	Publication Date MM-DD-YYYY	Name of Patentee or Applicant of Cited Document	Pages, Columns, Lines, Where Relevant Passages or Relevant Figures Appear
		US 3,557,899 A	01-26-1971	Longinette et al	
		US 7,841,989 B2	11-30-2010	Kiefer et al.	
		US 3,951,134	04-20-1976	Malech	
		US 2,922,999	01-26-1960	Carlin	
		US 3,566,347	02-23-1971	Flanders	
		US 4,349,898 A	09-14-1982	Drewes et al.	
		US 4,858,612	08-22-1989	Stocklin	
		US 4,884,809	12-05-1989	Rowan	
		US 6,359,835 B1	03-19-2002	Gayl	
		US 9,470,214 B2	10-18-2016	Kennedy	
		US 8,661,961 B2	03-04-2014	Rosenberg et al.	
		US 9,872,100	01-16-2018	Henry et al.	
		US 10,506,936 B2	12-17-2019	Clark et al.	
		US 2005/0226438	10-13-2005	Norris et al.	
		US 2006/0256559	11-16-2006	Bitar	

Le tableau ci-dessous montre des échanges entre l'examinateur Joshua E. Freeman et Norris au sujet de brevets.

Notice of References Cited	Application/Control No. 18/152,349	Applicant(s)/Patent Under Reexamination Norris et al.	
	Examiner JOSHUA E FREEMAN	Art Unit 3641	Page 1 of 1

U.S. PATENT DOCUMENTS

*		Document Number Country Code-Number-Kind Code	Date MM-YYYY	Name	CPC Classification	US Classification
*	A	US-20110316678-A1	12-2011	Duge; Robert T.	F41H13/00	340/407.1
*	B	US-20120002193-A1	01-2012	Elliott; William Rowe	G01K17/003	356/121
*	C	US-20120212368-A1	08-2012	Todd; Jake A	F41H13/0068	342/350
*	D	US-20160377391-A1	12-2016	Rubtsov; Vladimir	F21L4/027	315/297
*	E	US-20180252506-A1	09-2018	Hoboy; Loren P.	F41H13/0087	1/1
*	F	US-20200108925-A1	04-2020	Smith; Fraser M.	B64C39/024	1/1
*	G	US-20230099600-A1	03-2023	Blate; Alex	F41H13/005	250/493.1
*	H	US-3557899-A	01-1971	Longinette; Edward G.	F41H13/0081	601/2
*	I	US-3612211-A	10-1971	Clark, III; William T.	F41H13/0081	367/92
*	J	US-7994962-B1	08-2011	Ben-Shmuel; Eran	H01Q19/18	342/13
*	K	US-8049173-B1	11-2011	Brown; Kenneth W.	H01Q19/00	250/341.7
*	L	US-9500447-B1	11-2016	Cannon, Jr.; Thomas Calvin	F41H13/0043	1/1
	M					

FOREIGN PATENT DOCUMENTS

*		Document Number Country Code-Number-Kind Code	Date MM-YYYY	Country	Name	CPC Classification
	N					

Examinons deux brevets cités en référence aux « Systèmes et procédés pour créer secrètement des effets nocifs sur la santé des sujets ».

Le brevet US20110316678A1 correspond à la « Gestion de l'énergie électromagnétique rayonnante » visible ici[41].

Description

Un appareil fournit une sortie d'énergie électromagnétique rayonnante.

Pendant le fonctionnement en veille de l'appareil, la sortie est fournie à une ou plusieurs fréquences sélectionnées pour dissiper l'excès de puissance par absorption atmosphérique.

Des circuits sont inclus pour régler la sortie de l'appareil sur une deuxième fréquence différente de la première fréquence pour diverses applications d'énergie dirigée qui utilisent l'excès de puissance.

Le circuit peut être agencé pour utiliser davantage l'agilité de fréquence pour la dissipation de puissance, pour fournir différents modes de fonctionnement impliquant une sortie radiante, ou similaire.

[41] https://patents.google.com/patent/US20110316678A1/en

Les schémas dans le brevet sont suffisamment explicites :

- ✓ Gestion de l'énergie électromagnétique rayonnante par les airs ;

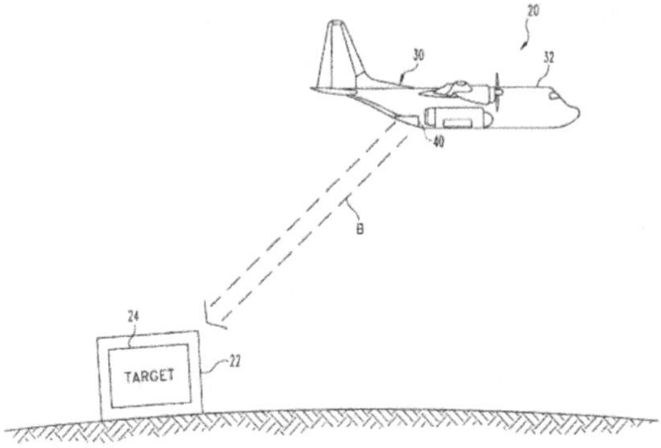

- ✓ Gestion de l'énergie électromagnétique rayonnante par la route ;

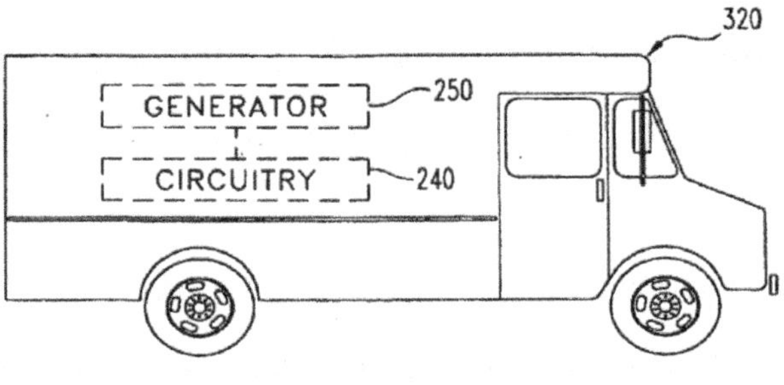

- ✓ Gestion de l'énergie électromagnétique rayonnante par voie navigable ;

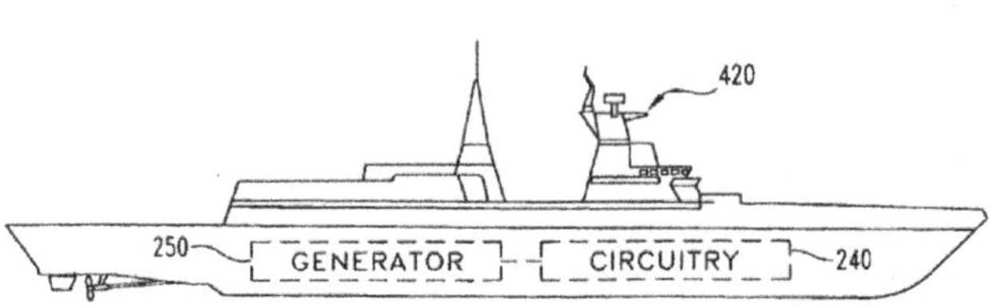

Le second brevet cité dans le tableau : « US-20120212368-A1 » correspond à des « Méthodes d'armes à transparence induite électromagnétiquement ». Visible ici[42].

US 20120212368A1

(19) **United States**
(12) **Patent Application Publication** (10) **Pub. No.: US 2012/0212368 A1**
Todd (43) **Pub. Date: Aug. 23, 2012**

(54) ELECTROMAGNETICALLY INDUCED TRANSPARENCY WEAPONS METHODS

(76) Inventor: **Jake A Todd**, Seattle, WA (US)

(21) Appl. No.: **12/803,038**

(22) Filed: **Jan. 18, 2011**

Publication Classification

(51) **Int. Cl.**
F41A 99/00 (2006.01)

(52) **U.S. Cl.** **342/350**

(57) **ABSTRACT**

Electromagnetic weapons methods are introduced with the ability to improve, in a multitude of ways, the task of terminating a target.

Description

Les Dans le domaine de la guerre, il est généralement assez évident que lorsque quelqu'un meurt, il a été tué intentionnellement. De plus, un examen du corps peut révéler comment et même par qui ils ont été tués.

La présente invention a l'avantage de tuer une cible sans laisser de trace de la cause de la mort. *Dans la plupart des cas, la cause du décès sera déterminée comme étant une crise cardiaque ou une autre cause fréquente de décès. L'invention actuelle ne laisse aucune trace de l'intention de tuer la cible, qui l'a fait ou comment. C'est l'arme parfaite de l'assassin tireur d'élite.*

42 https://patents.google.com/patent/US20120212368A1/en

Il peut s'avérer avoir une portée plus longue que même les fusils de sniper les plus puissants. La physique et la technologie impliquées sont familières à un homme du métier.

*

Ils en pensent quoi les avocats de THORPE NORTH & WESTERN, de l'innovation de « Systèmes et procédés pour créer secrètement des effets nocifs sur la santé des sujets » imaginée par deux humains nommés, Seth J. Putterman et Elwood (Woody) Norris , avec l'aide de Joshua E. Freeman ?

Innovant ou pas ?

Efficace ou pas ?

4. **Le 25 septembre 2023**, **à 04 :48 :20 PM,** après le paiement des frais d'émission du brevet, l'avocat Jones Sason, de la société THORPE NORTH & WESTERN, autorise la publication du brevet : « **Systèmes et procédés pour créer secrètement des effets nocifs sur la santé des sujets** ».

09/25/2023	N417	Accusé de réception du système de dépôt électronique	2	Aperçu	PDF
09/25/2023	IFEE	Paiement des frais d'émission (PTO-85B)	1	Aperçu	PDF
09/25/2023	N417. PYMT	Paiement électronique des taxes	2	Aperçu	PDF

uspto UNITED STATES PATENT AND TRADEMARK OFFICE

P.O. Box 1450
Alexandria, VA 22313 - 1450
www.uspto.gov

ELECTRONIC ACKNOWLEDGEMENT RECEIPT

APPLICATION #	RECEIPT DATE / TIME	ATTORNEY DOCKET #
18/152,349	**09/25/2023 04:48:20 PM ET**	**00887-003**

Title of Invention

SYSTEMS AND METHODS FOR COVERTLY CREATING ADVERSE HEALTH EFFECTS IN SUBJECTS

Application Information

APPLICATION TYPE	Utility - Nonprovisional Application under 35 USC 111(a)	PATENT #	-
CONFIRMATION #	3678	FILED BY	Angela Chaudoin
PATENT CENTER #	62862381	FILING DATE	01/10/2023
CUSTOMER #	20551	FIRST NAMED INVENTOR	Elwood Norris
CORRESPONDENCE ADDRESS	-	AUTHORIZED BY	Jason Jones

5. **Le 5 octobre 2023**, Joshua E. Freeman transmet à l'avocat Jones Sason, les résultats de sa recherche documentaire ayant permis, à ses clients, de concevoir l'innovation.

visible ici[43].

05/10/2023	SRNT	Stratégie de recherche et résultats de l'examinateur	3	Aperçu	PDF	180	☐

PE2E SEARCH - Search History (Prior Art)

<table>
<tr><th>Ref #</th><th>Hits</th><th>Search Query</th><th>DBs</th><th>Default Operator</th><th>Plurals</th><th>British Equivalents</th><th>Time Stamp</th></tr>
<tr><td>L1</td><td>239</td><td>((("NORRIS") near3 ("Elwood")) OR (("PUTTERMAN") near3 ("Seth"))).INV.</td><td>(US-PGPUB; USPAT; USOCR; EPO; JPO; DERWENT)</td><td>OR</td><td>ON</td><td>ON</td><td>2023/04/24 02:08 PM</td></tr>
<tr><td>L2</td><td>236</td><td>F41H13/0043.cpc.</td><td>(US-PGPUB; USPAT; USOCR; EPO; JPO; DERWENT)</td><td>OR</td><td>ON</td><td>ON</td><td>2023/04/24 02:11 PM</td></tr>
<tr><td>L3</td><td>236</td><td>F41H13/0081.cpc.</td><td>(US-PGPUB; USPAT; USOCR; EPO; JPO; DERWENT)</td><td>OR</td><td>ON</td><td>ON</td><td>2023/04/24 02:12 PM</td></tr>
<tr><td>L4</td><td>461</td><td>L2 L3</td><td>(US-PGPUB; USPAT; USOCR; EPO; JPO; DERWENT)</td><td>OR</td><td>ON</td><td>ON</td><td>2023/04/24 02:12 PM</td></tr>
<tr><td>L5</td><td>257</td><td>L2 L3</td><td>(US-PGPUB; USPAT; USOCR)</td><td>OR</td><td>ON</td><td>ON</td><td>2023/04/24 02:12 PM</td></tr>
<tr><td>L6</td><td>26</td><td>L5 AND electromagnetic ADJ wave</td><td>(US-PGPUB; USPAT; USOCR)</td><td>OR</td><td>ON</td><td>ON</td><td>2023/04/24 02:44 PM</td></tr>
<tr><td>L7</td><td>0</td><td>L5 AND electromagnetic ADJ wave AND brain</td><td>(US-PGPUB; USPAT; USOCR)</td><td>OR</td><td>ON</td><td>ON</td><td>2023/04/24 02:46 PM</td></tr>
<tr><td>L8</td><td>12</td><td>L5 AND brain</td><td>(US-PGPUB; USPAT; USOCR)</td><td>OR</td><td>ON</td><td>ON</td><td>2023/04/24 02:46 PM</td></tr>
<tr><td>L9</td><td>0</td><td>(12/803038).APP.</td><td>(USPAT; USOCR)</td><td>OR</td><td>ON</td><td>ON</td><td>2023/04/24 02:47 PM</td></tr>
<tr><td>L10</td><td>0</td><td>("20110316678"|"20120002193").PN.</td><td>(USPAT; USOCR)</td><td>OR</td><td>ON</td><td>ON</td><td>2023/04/24 02:48 PM</td></tr>
<tr><td>L11</td><td>2</td><td>("20110316678"|"20120002193").PN.</td><td>(US-PGPUB; USPAT; USOCR)</td><td>OR</td><td>ON</td><td>ON</td><td>2023/04/24 02:48 PM</td></tr>
<tr><td>L12</td><td>0</td><td>342/350.cpc.</td><td>(US-PGPUB; USPAT; USOCR)</td><td>OR</td><td>ON</td><td>ON</td><td>2023/04/24 02:50 PM</td></tr>
<tr><td>L13</td><td>335</td><td>342/350.ccls.</td><td>(US-PGPUB; USPAT; USOCR)</td><td>OR</td><td>ON</td><td>ON</td><td>2023/04/24 02:50 PM</td></tr>
<tr><td>L14</td><td>4</td><td>L5 AND electromagnetic ADJ wave AND "300" ADJ MHz</td><td>(US-PGPUB; USPAT; USOCR)</td><td>OR</td><td>ON</td><td>ON</td><td>2023/04/24 03:04 PM</td></tr>
<tr><td>L15</td><td>1</td><td>L5 AND electromagnetic ADJ wave AND "300" ADJ GHz</td><td>(US-PGPUB; USPAT; USOCR)</td><td>OR</td><td>ON</td><td>ON</td><td>2023/04/24 03:04 PM</td></tr>
<tr><td>L16</td><td>11</td><td>("3028597" | "4359944" | "5909129" | "7040780" | "7164234" | "7342534" | "7994962" | "8049173" | "20110235465").pn. OR ("9500447").urpn. AND (PGPB | USPT |</td><td>(US-PGPUB; USPAT; USOCR)</td><td>OR</td><td>ON</td><td>ON</td><td>2023/04/24 03:07 PM</td></tr>
</table>

06/12/2023 04:03:30 PM
Workspace: 18152349

Page 1 of 3
JF

[43] https://patentcenter.uspto.gov/applications/18152349/ifw/docs?application=

Examinons le document codé « 12/803038 », visible ici[44]

Comme vous pouvez le lire sur le lien il s'agit d'un brevet concernant des « méthodes d'armes à transparence induite électromagnétiquement ».

Justia
https://patents.justia.com › patent · Traduire cette page

Méthodes d'armes à transparence induite électromagnétiquement

: Jake A Todd (Seattle, WA) Numéro de demande : **12/803,038**. Classifications. Classe actuelle des États-Unis : Directive (342/350) Classification internationale : F41A 99/00 ...

Nous pouvons lire :

Les méthodes d'armes électromagnétiques sont introduites avec la capacité d'améliorer, de multiples façons, la tâche d'éliminer une cible. Dans le domaine de la guerre, il est généralement assez évident que lorsque quelqu'un meurt, il a été intentionnellement tué. De plus, un examen du corps peut révéler comment et même par qui il a été tué. ***La présente invention a l'avantage de tuer une cible sans laisser de trace de la cause de la mort.***

Dans la plupart des cas, ***la cause du décès sera déterminée comme étant une crise cardiaque ou une autre cause fréquente de décès. L'invention actuelle ne laisse aucune trace de l'intention de tuer la cible, qui l'a fait ou comment.*** *C'est l'arme parfaite de l'assassin tireur d'élite.* ***Elle peut s'avérer avoir une portée plus longue que même les fusils de sniper les plus puissants.*** *La physique et la technologie impliquées sont familières à un homme du métier.*

[44] https://patents.justia.com/patent/20120212368

		USOC).dbnm.					
L17	8	((US-9500447-B1 OR US-8049173-B1 OR US-7994962-B1 OR US-3612211-A OR US-3557899-A).did. AND USPT.dbnm.) OR ((US-20120212368-A1 OR US-20120002193-A1 OR US-20110316678-A1).did. AND PGPB.dbnm.)	(USPAT; US-PGPUB)	OR	ON	ON	2023/04/24 03:12 PM
L18	132	F41H13/0068.cpc.	(US-PGPUB; USPAT)	OR	ON	ON	2023/04/24 03:14 PM
L19	91	F41H13/0075.cpc.	(US-PGPUB; USPAT)	OR	ON	ON	2023/04/24 03:14 PM
L20	202	L18 L19	(US-PGPUB; USPAT)	OR	ON	ON	2023/04/24 03:14 PM
L21	6	L20 AND brain	(US-PGPUB; USPAT)	OR	ON	ON	2023/04/24 03:14 PM
L22	0	(12/803038).APP.	(USPAT; USOCR)	OR	ON	ON	2023/05/04 02:19 PM
L23	124	F41H$/$.cpc. AND pulse ADJ frequency	(US-PGPUB; USPAT; USOCR)	OR	ON	ON	2023/05/05 09:58 AM
L24	0	F41H$/$.cpc. AND neural ADJ oscillations	(US-PGPUB; USPAT; USOCR)	OR	ON	ON	2023/05/05 09:59 AM
L25	446	F41H$/$.cpc. AND oscillations	(US-PGPUB; USPAT; USOCR)	OR	ON	ON	2023/05/05 09:59 AM
L26	40	F41H$/$.cpc. AND pulse ADJ frequency AND electromagnetic	(US-PGPUB; USPAT; USOCR)	OR	ON	ON	2023/05/05 10:01 AM
L27	819	F41H$/$.cpc. AND microwave	(US-PGPUB; USPAT; USOCR)	OR	ON	ON	2023/05/05 05:38 PM
L28	42	F41H$/$.cpc. AND microwave AND brain	(US-PGPUB; USPAT; USOCR)	OR	ON	ON	2023/05/05 05:39 PM
L29	0	F41H$/$.cpc. AND ultrasonic ADJ audio AND brain	(US-PGPUB; USPAT; USOCR)	OR	ON	ON	2023/05/05 06:14 PM
L30	6	F41H$/$.cpc. AND ultrasonic ADJ audio	(US-PGPUB; USPAT; USOCR)	OR	ON	ON	2023/05/05 06:14 PM
L31	0	F41H$/$.cpc. AND audio ADJ wave AND brain	(US-PGPUB; USPAT; USOCR)	OR	ON	ON	2023/05/05 06:19 PM
L32	9	F41H$/$.cpc. AND audio ADJ wave	(US-PGPUB; USPAT; USOCR)	OR	ON	ON	2023/05/05 06:19 PM
L33	0	F41H$/$.cpc. AND aucoustic ADJ wave	(US-PGPUB; USPAT; USOCR)	OR	ON	ON	2023/05/05 06:20 PM
L34	188	F41H$/$.cpc. AND acoustic ADJ wave	(US-PGPUB; USPAT; USOCR)	OR	ON	ON	2023/05/05 06:20 PM
L35	41	F41H$/$.cpc. AND acoustic ADJ wave AND brain	(US-PGPUB; USPAT; USOCR)	OR	ON	ON	2023/05/05 06:20 PM

06/12/2023 04:03:30 PM
Workspace: 18152349

Page 2 of 3
JF

Examinons le document codé « US8049173B1 » visible ici[45]

45 https://patents.google.com/patent/US8049173B1/de

Ce code correspond au brevet d'une « Arme et imageur à énergie dirigée RF à double action » où les images parlent d'elles- mêmes.

US008049173B1

(12) **United States Patent**
Brown

(10) **Patent No.:** **US 8,049,173 B1**
(45) **Date of Patent:** **Nov. 1, 2011**

(54) **DUAL USE RF DIRECTED ENERGY WEAPON AND IMAGER**

(75) Inventor: **Kenneth W. Brown**, Yucaipa, CA (US)

FOREIGN PATENT DOCUMENTS

WO WO 2007022339 2/2007

OTHER PUBLICATIONS

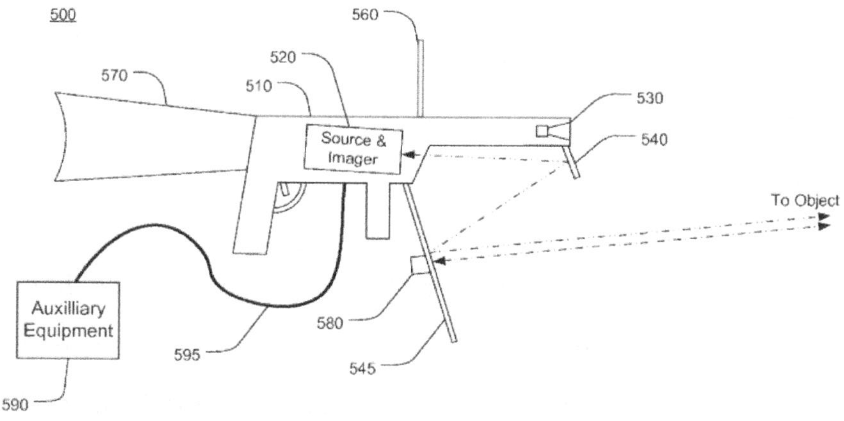

*

Examinons un dernier document de la rubrique sur la « Stratégie de recherche et résultats de l'examinateur », utilisé par ce dernier pour commencer à se faire une idée de la pertinence du brevet : « Systèmes et procédés pour créer secrètement des effets nocifs sur la santé des sujets ».

Est-ce brevetable ?

L36	0	F41H$/$.cpc. AND acoustic ADJ wave AND 20khz	(US-PGPUB; USPAT; USOCR)	OR	ON	ON	2023/05/05 06:34 PM
L37	1	F41H$/$.cpc. AND acoustic AND 20khz	(US-PGPUB; USPAT; USOCR)	OR	ON	ON	2023/05/05 06:35 PM
L38	15	("10506936" OR "20050226438" OR "20060256559" OR "2922999" OR "3557899" OR "3566347" OR "3951134" OR "4349898" OR "4858612" OR "4884809" OR "6359835" OR "7841989" OR "8661961" OR "9470214" OR "9872100").pn.	(US-PGPUB; USPAT)	OR	ON	ON	2023/06/12 03:56 PM

PE2E SEARCH - Search History (Interference)

Examinons le document codé « 20060256559 » visible ici[46].

Comme vous pouvez le lire sur lien il s'agit d'un brevet concernant un « Laser éblouissant intégré et dispositif de perturbation acoustique ».

Description du brevet.

Une méthode ou un dispositif utilise une lumière laser éblouissante et une onde d'énergie acoustique pour immobiliser une personne ou un animal de manière non létale. Dans certains modes de réalisation, la distance à la cible est utilisée pour contrôler l'intensité de la source lumineuse laser éblouissante frappant le sujet cible et la puissance de sortie de l'énergie acoustique.

[46] https://patents.google.com/patent/US20060256559A1/en

6. **Le 5 octobre 2023**, la société THORPE NORTH & WESTERN transmet à l'examinateur Joshua E. Freeman, un document intitulé « Non final Rejection » (Non final Rejection). Visible ici[47].

05/10/2023	CTNF	Non-Final Rejection	6	Preview	DOCX / XML / PDF

Il est écrit en gras :

5. The following is a quotation of 35 U.S.C. 103 which forms the basis for all obviousness rejections set forth in this Office action:

> A patent for a claimed invention may not be obtained, notwithstanding that the claimed invention is not identically disclosed as set forth in section 102, if the differences between the claimed invention and the prior art are such that the claimed invention as a whole would have been obvious before the effective filing date of the claimed invention to a person having ordinary skill in the art to which the claimed invention pertains. **Patentability shall not be negated by the manner in which the invention was made.**

La brevetabilité n'est pas remise en cause par la manière dont l'invention a été réalisée.

*

Il est également écrit dans ce document :

6. Claim(s) 1-7 is/are rejected under 35 U.S.C. 103 as being unpatentable over Todd) US 2012/0212368).

Les revendications 1 à 7 sont rejetées en vertu de l'article 35 U.S.C. 103 comme étant non brevetables par rapport à Todd) US 2012/0212368).

[47] https://patentcenter.uspto.gov/applications/18152349/ifw/docs?application=

La « réclamation » de la société THORPE NORTH & WESTERN concerne un document cité en référence dans le brevet.

US 11,801,394 B1

Page 2

(56) **References Cited**

U.S. PATENT DOCUMENTS

2005/0226438	A1	10/2005	Norris et al.	
2006/0256559	A1	11/2006	Bitar	
2011/0316678	A1 *	12/2011	Duge	F41H 13/00 340/407.1
2012/0002193	A1 *	1/2012	Elliott	G01K 17/003 356/121
2012/0212368	A1 *	8/2012	Todd	F41H 13/0068 342/350

Regarding claims 1-7, Todd discloses a method for covertly creating adverse health effects in a human subject (*Par. 0025; see also claim 1: "A method, for effectively turning off brain tissue of a target using ladder electromagnetically induced transparency..."*), comprising: generating at least one electromagnetic wave at a frequency (*claim 1: "applying to a target's brain tissue an electromagnetic probe beam at predetermined phase and predetermined frequency,"*);

Il est écrit (pour rappel Todd est l'un des inventeurs) :

En ce qui concerne les revendications 1 à 7, Todd divulgue une méthode pour créer secrètement des effets néfastes sur la santé d'un sujet humain (par. 0025 ; voir également la revendication 1 : « Une méthode pour éteindre efficacement le tissu cérébral d'une cible en utilisant la transparence induite par l'échelle électromagnétique... »), comprenant : la génération d'au moins une onde électromagnétique à une fréquence (revendication 1 : « l'application au tissu cérébral d'une cible d'un faisceau de sonde électromagnétique à une phase prédéterminée et à une fréquence prédéterminée, ») ;

*

pulsing the at least one electromagnetic energy wave at a pulse frequency within a target range of human neural oscillations (*claim 1: "and predetermined pulsation, tuned near resonance between said target's brain tissue's ground state and said target's brain tissue's semi-excited state")*;

remotely transmitting the at least one pulsed electromagnetic wave to the subject's brain (*via beam emitters **12/14**; see Fig. 1*).

Emettre au moins une onde d'énergie électromagnétique à une fréquence d'impulsion située dans une plage cible d'oscillations neuronales humaines (revendication 1 : « et une pulsation prédéterminée, accordée près de la résonance entre l'état de base dudit tissu cérébral de la cible et l'état semi-excité dudit tissu cérébral de la cible ») ;

*

remotely transmitting the at least one pulsed electromagnetic wave to the subject's brain (*via beam emitters **12/14**; see Fig. 1*).

Transmission à distance d'au moins un signal électromagnétique pulsé en direction du cerveau du sujet (via les émetteurs de faisceau 12/14 ; voir la figure 1).

Todd makes it very clearly that electromagnetic energy wave frequency and pulse frequency are predetermined to tuning off a targets brain tissue and killing said target but does not expressly disclose the range of the frequency of the electromagnetic energy or the target range of human neural oscillations.

*Todd indique très clairement que la fréquence des ondes d'énergie électromagnétique et la fréquence des impulsions sont prédéterminées pour **désaccorder le tissu cérébral d'une cible et la tuer**, mais il ne divulgue pas expressément la gamme de fréquences de l'énergie électromagnétique ou la gamme cible des oscillations neuronales humaines.*

*

Comment ça, l'inventeur Todd ne divulgue pas la gamme de fréquence de rayonnement pour tuer une cible ?

Normal, c'est SECRET…

c'est d'ailleurs pourquoi toutes les références ne sont pas notées sur le brevet.

US 11,801,394 B1
Page 2

(56) **References Cited**

U.S. PATENT DOCUMENTS

2005/0226438	A1	10/2005	Norris et al.	
2006/0256559	A1	11/2006	Bitar	
2011/0316678	A1 *	12/2011	Duge	F41H 13/00 340/407.1
2012/0002193	A1 *	1/2012	Elliott	G01K 17/003 356/121
2012/0212368	A1 *	8/2012	Todd	F41H 13/0068 342/350
2016/0377391	A1 *	12/2016	Rubtsov	F21L 4/027 315/297
2018/0252506	A1 *	9/2018	Hoboy	F41H 13/0087
2020/0108925	A1 *	4/2020	Smith	B64C 39/024
2023/0099600	A1 *	3/2023	Blate	F41H 13/005 250/493.1

OTHER PUBLICATIONS

Fomenko et al., Systematic Examination of Low-intensity Ultrasound Parameters on Human Motor Cortex Excitability and Behavior, elife, Nov. 25, 2020, 30 pages.

Frey AH, Auditory System Response to Radio Frequency Energy, Dec. 1961, 3 pages, Aerospace Med.

Kubanek et al., Remote, Brain Region-Specific Control of Choice Behavior with Ultrasonic Waves, Science Advances, May 20, 2020, 9 pages, vol. 6.

Lubner et al., Review of Audio vestibular Symptoms Following Exposure to Acostic and Electromagnetic Energy Outside Conventional Human Hearing, Frontiers in Neurology, Apr. 28, 2020, 12 pages, vol. 11.

Romanenko et al., The Interaction Between Electromagnetic Fields at Megahertz, Gigahertz and Terahertz Frequencies with Cells Tissues and Organisms: Risk and Potential, Interface, Nov. 14, 2017, 22 pages, vol. 14, rsif.royalsocietypublishing.org.

* cited by examiner

Elles sont où les autres publications ?
Une page quasiment blanche ?
C'est vraiment secret...

Mais rassurez-vous, la publication du brevet sera confirmée avec la publication officielle ci-dessous.

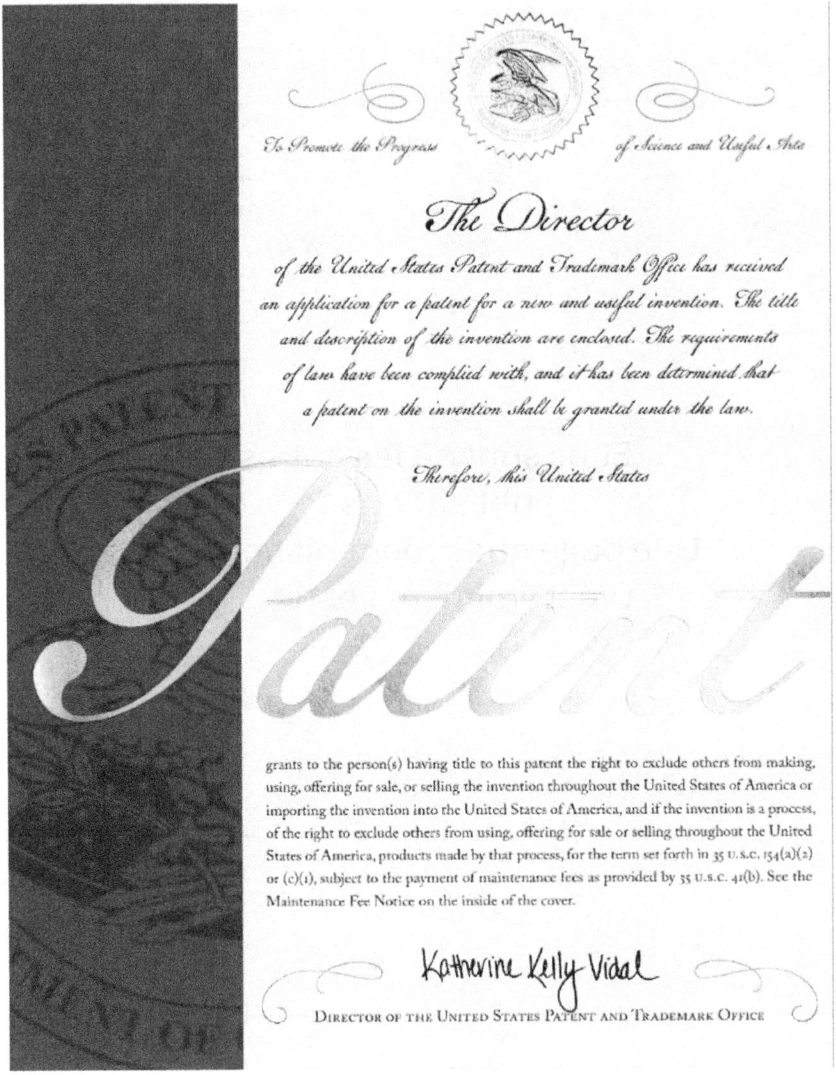

To Promote the Progress of Science and Useful Arts

The Director

of the United States Patent and Trademark Office has received an application for a patent for a new and useful invention. The title and description of the invention are enclosed. The requirements of law have been complied with, and it has been determined that a patent on the invention shall be granted under the law.

Therefore, this United States

Patent

grants to the person(s) having title to this patent the right to exclude others from making, using, offering for sale, or selling the invention throughout the United States of America or importing the invention into the United States of America, and if the invention is a process, of the right to exclude others from using, offering for sale or selling throughout the United States of America, products made by that process, for the term set forth in 35 U.S.C. 154(a)(2) or (c)(1), subject to the payment of maintenance fees as provided by 35 U.S.C. 41(b). See the Maintenance Fee Notice on the inside of the cover.

Katherine Kelly Vidal

Director of the United States Patent and Trademark Office

US011801394B1

(12) **United States Patent**
Norris et al.

(10) **Patent No.: US 11,801,394 B1**
(45) **Date of Patent: Oct. 31, 2023**

(54) SYSTEMS AND METHODS FOR COVERTLY CREATING ADVERSE HEALTH EFFECTS IN SUBJECTS

(71) Applicants: **Elwood Norris**, Poway, CA (US); **Seth Putterman**, Los Angeles, CA (US)

(72) Inventors: **Elwood Norris**, Poway, CA (US); **Seth Putterman**, Los Angeles, CA (US)

(*) Notice: Subject to any disclaimer, the term of this patent is extended or adjusted under 35 U.S.C. 154(b) by 0 days.

(21) Appl. No.: **18/152,349**

3,951,134	A	4/1976	Malech	
4,349,898	A	9/1982	Drewes et al.	
4,858,612	A	8/1989	Stocklin	
4,884,809	A	12/1989	Rowan	
6,359,835	B1	3/2002	Gayl	
7,841,989	B2	11/2010	Kiefer et al.	
7,994,962	B1 *	8/2011	Ben-Shmuel	H01Q 19/18 342/13
8,049,173	B1 *	11/2011	Brown	H01Q 19/00 250/341.7
8,661,961	B2	3/2014	Rosenberg et al.	
9,470,214	B2	10/2016	Kennedy	
9,500,447	B1 *	11/2016	Cannon, Jr.	F41H 13/0043
9,872,100	B2	1/2018	Henry et al.	
10,506,936	B2	12/2019	Clark et al.	

(Continued)

Description du brevet de la « HONTE »

Une méthode permettant de créer secrètement des effets nocifs sur la santé d'un sujet humain consiste à générer au moins une onde électromagnétique à une fréquence comprise entre environ 300 MHz (mégahertz) et environ 300 GHz (gigahertz).

Là où les ondes d'énergie électromagnétique sont pulsées à une fréquence d'impulsion dans une plage cible d'oscillations neuronales humaines.

Au moins une onde audio ultrasonore est générée à une fréquence supérieure à environ 20 kHz (kilohertz).

La ou les ondes audios sont pulsées à la fréquence d'impulsion.

Chacune des ondes électromagnétiques pulsées, sonores et ultrasonores est transmise à distance au cerveau du sujet.

Domaine de l'invention

La technologie actuelle concerne généralement les approches à létalité réduite de la modification du comportement des sujets ciblés.

Plus particulièrement, la technologie actuelle concerne de telles techniques qui peuvent être accomplies sans que le sujet ne prenne conscience de la présence d'une influence extérieure.

De nombreux systèmes conventionnels non létaux ont été développés pour influencer ou contrôler le comportement des sujets ciblés sans nécessiter de contact physique avec le sujet.

Par exemple, diriger des sons de haute intensité vers les sujets, exposer les sujets à des lumières stroboscopiques à des fréquences particulières, diriger des ondes ultrasonores hautement directionnelles vers les sujets, etc.

Bien que chacun de ces systèmes ait fonctionné avec un certain succès, ils souffrent généralement du fait que le sujet prend rapidement conscience qu'une influence extérieure lui cause de la détresse.

Par exemple, l'utilisation d'un son audible ou d'une lumière visible alerte immédiatement le sujet d'un problème. Ce dernier peut prendre des mesures d'évitement en bloquant ou en protégeant simplement son ouïe ou sa vision.

Nous affirmons :

1. Procédé de création secrète d'effets nocifs sur la santé d'un sujet humain, comprenant :

- ✓ *générer au moins une onde électromagnétique à une fréquence comprise entre environ 300 MHz (mégahertz) et environ 300 GHz (gigahertz) ;*
- ✓ *pulsation de la ou des ondes d'énergie électromagnétique à une fréquence d'impulsion dans une plage cible d'oscillations neuronales humaines ;*
- ✓ *transmettre à distance la ou les ondes électromagnétiques pulsées au cerveau du sujet, dans lequel la fréquence d'impulsion est continuellement modifiée dans la gamme de fréquences de manière à balayer la gamme de fréquences cibles.*

2. Procédé selon la revendication 1, dans lequel la plage cible des oscillations neuronales humaines est d'environ 8 Hz (hertz) à environ 12 Hz.

3. Procédé selon la revendication 1, dans lequel la plage cible des oscillations neuronales humaines est d'environ 12,5 Hz à environ 30 Hz.

4. Procédé selon la revendication 3, dans lequel la plage cible des oscillations neuronales humaines est d'environ 12,5 Hz à environ 16 Hz.

5. Procédé selon la revendication 3, dans lequel la plage cible des oscillations neuronales humaines est d'environ 16,5 Hz à environ 20 Hz.

6. Procédé selon la revendication 3, dans lequel la plage cible des oscillations neuronales humaines est d'environ 20,5 Hz à environ 28 Hz.

7. Procédé selon la revendication 1, dans lequel la fréquence d'impulsion correspond à l'une des fréquences discrètes dans la gamme de fréquences cibles.

8. Procédé de création secrète d'effets nocifs sur la santé d'un sujet humain, comprenant :

- ✓ *générer au moins une onde audio ultrasonore à une fréquence supérieure à environ kHz (kilohertz) ;*
- ✓ *pulser la ou les ondes ultrasonores à une fréquence d'impulsion dans une plage cible d'oscillations neuronales humaines ;*
- ✓ *transmettre à distance au moins une onde audio ultrasonique au cerveau du sujet.*

9. Procédé selon la revendication 8, dans lequel la plage cible des oscillations neuronales humaines est d'environ 8 Hz (hertz) à environ 12 Hz.

10. Procédé selon la revendication 8, dans lequel la plage cible des oscillations neuronales humaines est d'environ 12,5 Hz à environ 30 Hz.

11. Procédé selon la revendication 8, dans lequel la fréquence d'impulsion correspond à l'une d'une des fréquences discrètes dans la gamme des fréquences cibles.

12. Procédé selon la revendication 8, dans lequel la fréquence d'impulsion est continuellement modifiée dans la gamme de fréquences cibles de manière à balayer la gamme de fréquences cible.

13. Procédé de création secrète d'effets nocifs sur la santé d'un sujet humain, comprenant :

- ✓ *générer au moins une onde électromagnétique à une fréquence comprise entre environ 300 MHz (mégahertz) et environ 300 GHz (gigahertz) ;*
- ✓ *pulsation de la ou des ondes d'énergie électromagnétique à une fréquence d'impulsion dans une plage cible d'oscillations neuronales humaines ;*
- ✓ *générer au moins une onde audio ultrasonore à une fréquence supérieure à environ 20 kHz (kilohertz) ;*
- ✓ *pulsation de la ou des ondes ultrasonores à la fréquence d'impulsion ;*
- ✓ *transmettre à distance chacune des ondes électromagnétiques pulsées et des ondes ultrasonores au cerveau du sujet.*

14. Procédé selon la revendication 8, dans lequel la plage cible des oscillations neuronales humaines est d'environ 8 Hz (hertz) à environ 30 Hz.

La description que vous venez de lire ci-dessus définit l'objectif du brevet, le QUOI Faire. Le COMMENT est SECRET, comme précisé dans le libellé du brevet. Pour avoir une petite idée de ce COMMENT, il suffit d'analyser certaines références. Visible ici[48].

Un site officiel du gouvernement des Etats-Unis Voici comment vous le savez

uspto — Brevets ▾ Marques ▾ Frais et paiement ▾ Contactez-nou

Centre des brevets

Domicile | Nouvelle soumission ▾ | Soumissions existantes ▾ | Pétitions ▾ | Après la délivrance ▾ | Rechercher

Retour à la page d'accueil

Payer les frais de maintien en état | Commander des copies certifiées conformes | Dossier mondial

Télécharger | Imprimer

18/152 349 | 00887-003:

SYSTÈMES ET PROCÉDÉS POUR CRÉER SECRÈTEMENT DES EFFETS INDÉSIRABLES SUR LA SANTÉ DE SUJETS

AFFICHAGE PUBLIC

Application #	Confirmation #	Dossier de l'avocat #	Brevet #	Date de dépôt ou 371 (c)
18/152,349	3678	00887-003	11,801,394 Télécharger le PDF Publié - 31/10/2023	01/10/2023

<< Retour à la liste des documents

12 références trouvées pour 892 en date du 05/05/2023

Référence	Aperçu	Téléchargement rapide
20110316678 A1	Aperçu	PDF
20120002193 A1	Aperçu	PDF
20120212368 A1	Aperçu	PDF
20160377391 A1	Aperçu	PDF
20180252506 A1	Aperçu	PDF
20200108925 A1	Aperçu	PDF
20230099600 A1	Aperçu	PDF
3557899 A	Aperçu	PDF
3612211 A	Aperçu	PDF
7994962 B1	Aperçu	PDF
8049173 B1	Aperçu	PDF
9500447 B1	Aperçu	PDF

48 https://patentcenter.uspto.gov/applications/18152349/displayReferences/usPatentDocs?application=

Encore une référence : US 7,994,962 B1

Appareil et procédé de concentration d'énergie électromagnétique sur un objet situé à distance.

US007994962B1

(12) **United States Patent**
Ben-Shmuel

(10) **Patent No.:** **US 7,994,962 B1**
(45) **Date of Patent:** **Aug. 9, 2011**

(54) **APPARATUS AND METHOD FOR CONCENTRATING ELECTROMAGNETIC ENERGY ON A REMOTELY-LOCATED OBJECT**

(75) Inventor: **Eran Ben-Shmuel**, Ganei Tikva (IL)

(73) Assignee: **Drosera Ltd.**, Kfar-Saba (IL)

(*) Notice: Subject to any disclaimer, the term of this patent is extended or adjusted under 35 U.S.C. 154(b) by 274 days.

4,336,435	A		6/1982	Kashyap et al.	
4,342,035	A	*	7/1982	Anderson et al.	343/792.5
4,342,896	A		8/1982	Teich	
4,354,153	A		10/1982	Lentz	
4,377,733	A		3/1983	Yamaguchi et al.	
4,431,888	A		2/1984	Simpson	
4,447,693	A		5/1984	Buck	
4,475,024	A		10/1984	Tateda	
4,596,915	A		6/1986	Simpson	
4,855,555	A		8/1989	Adams et al.	
4,897,151	A	*	1/1990	Killackey et al.	216/26
5,036,172	A		7/1991	Kokkeler et al.	
5,202,095	A		4/1993	Houchin et al.	

(Continued)

L'invention concerne un procédé de concentration d'un rayonnement radiofréquence (RF) sur un objet situé à proximité d'un réflecteur comprenant les étapes suivantes : sélection d'un réflecteur cible et d'un niveau de puissance pour le transport vers celui-ci par rayonnement à partir du réflecteur cible, détermination d'un profil de résonance du réflecteur cible, le profil de résonance comprenant au moins une fréquence de résonance du réflecteur cible, la sélection d'un profil de transmission correspondant au profil de résonance, le profil de transmission comprenant la ou les fréquences de résonance et la transmission du rayonnement RF conformément au profil de transmission vers le réflecteur cible.

Conclusion

Soyons clairs, si le brevet « ***Systèmes et procédés pour créer secrètement des effets nocifs sur la santé des sujets*** » (avec systèmes et procédés au pluriel) a été publié le 31 octobre 2023, cela signifie qu'il EXISTE SECRÈTEMENT et que le COMMENT FAIRE a été testé pour vérifier les « objectifs » des inventeurs », spécifiés dans le texte du brevet, à savoir provoquer des effets nocifs sur les humains (de la maladie au décès) à partir d'une gamme de fréquences, d'ondes d'énergie électromagnétique rayonnantes.

Comme le mycélium du corps de la terre, les quelque 50 000 km de nerfs qui serpentent à travers notre corps sont chargés électriquement. Comme les brins d'ADN communiquant entre eux à la même fréquence, la fréquence électromagnétique la plus basse de la terre est identique en résonance aux ondes alpha générées par un cerveau humain.

Cette fréquence est connue sous le nom de résonance de Schumann 7,83 Hz avec ses harmoniques à 14,3 Hz, 20,8 Hz, 27,3 Hz et 33,8 Hz.

Les résonances de Schumann, qui se produisent dans l'espace aérien entre la surface de la terre et l'ionosphère (environ 80 km au-dessus du sol), « fonctionnent comme une flûte sphérique géante pour les ondes électromagnétiques ».

Nous sommes constamment immergés dans ces fréquences, qui font toutes partie du spectre électromagnétique.

Presque toute la matière de l'univers est chargée électriquement, y compris nos pensées et nos mouvements.

En termes simples : être en phase avec la terre nous permet de rester en phase avec nous-mêmes.

Sans les influences électromagnétiques de la terre, les rythmes internes de notre corps (cycles de sommeil, température corporelle, potassium, excrétion, vitesse des processus mentaux) deviennent erratiques.

Nos cellules communiquent à l'aide de fréquences électromagnétiques. Notre cerveau émet un flux constant de fréquences et notre ADN délivre des instructions à l'aide d'ondes de fréquence. Sans elles, nous ne pourrions pas exister.

8.

Les nanotubes de carbone : un système et procédé pour créer SÉCRETEMENT des effets nocifs sur la santé des sujets !

Vous connaissez sans doute les découvertes de « La Quinta Columna » à la suite d'une analyse des vaccins de Pfizer. Visible ici[49] (attention il faudra un VPN pour visionner la vidéo – Rumble est interdit en France)

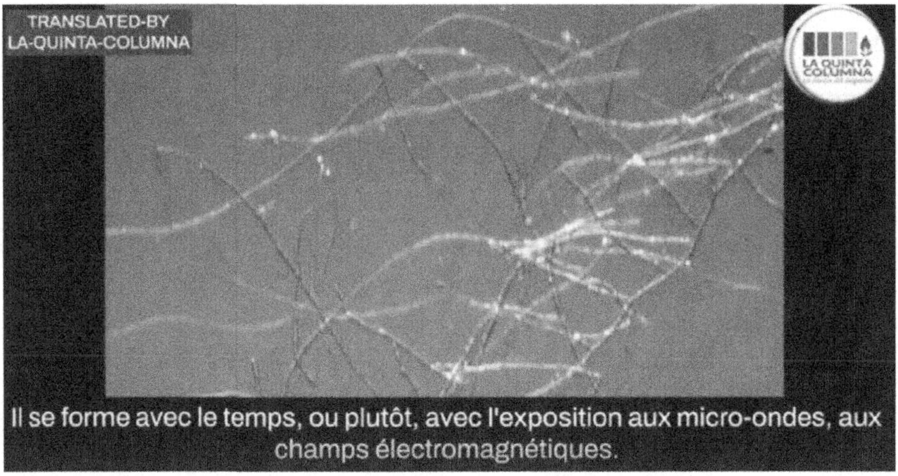
TRANSLATED-BY
LA-QUINTA-COLUMNA
LA QUINTA COLUMNA
Il se forme avec le temps, ou plutôt, avec l'exposition aux micro-ondes, aux champs électromagnétiques.

Il est écrit : *il se forme avec le temps, ou plutôt avec l'exposition aux micro-ondes, aux champs ElectoMagnétiques.*

Il s'agit en fait de l'assemblage des nanotubes de carbone se trouvant dans le vaccin et qui se forme avec l'exposition aux micro-ondes et champs ElectoMagnétiques.

49 https://rumble.com/v1m53ss-analyse-dun-vaccin-pfizer-le-graphne-et-les-nanotubes-de-carbone.html

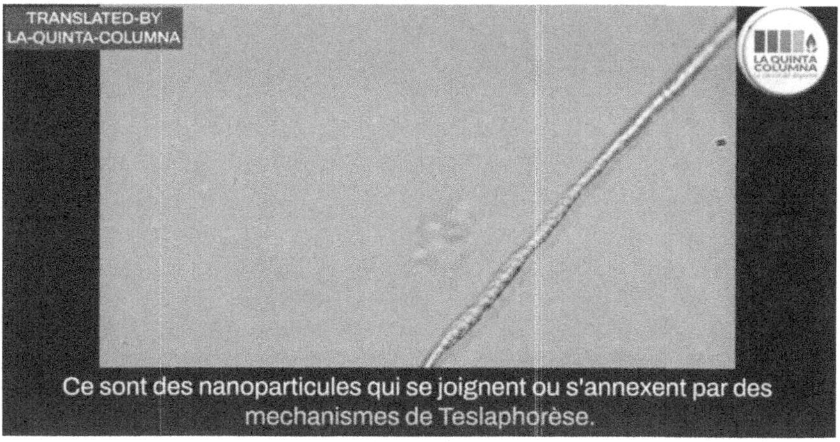
TRANSLATED-BY
LA-QUINTA-COLUMNA
LA QUINTA COLUMNA
Ce sont des nanoparticules qui se joignent ou s'annexent par des mechanismes de Teslaphorèse.

Ces filaments sont, comme indiqués dans la légende des nanoparticules qui se joignent ou s'annexent par des mécanismes de « Teslaphorèse » (terme à retenir).

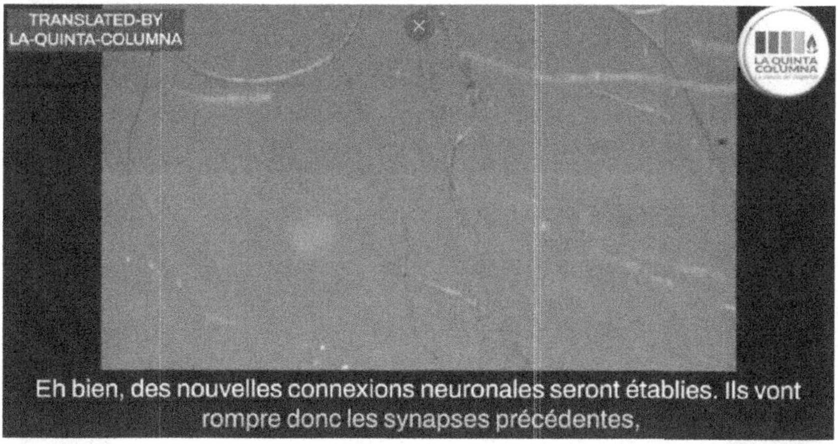
TRANSLATED-BY
LA-QUINTA-COLUMNA
LA QUINTA COLUMNA
Eh bien, des nouvelles connexions neuronales seront établies. Ils vont rompre donc les synapses précédentes,

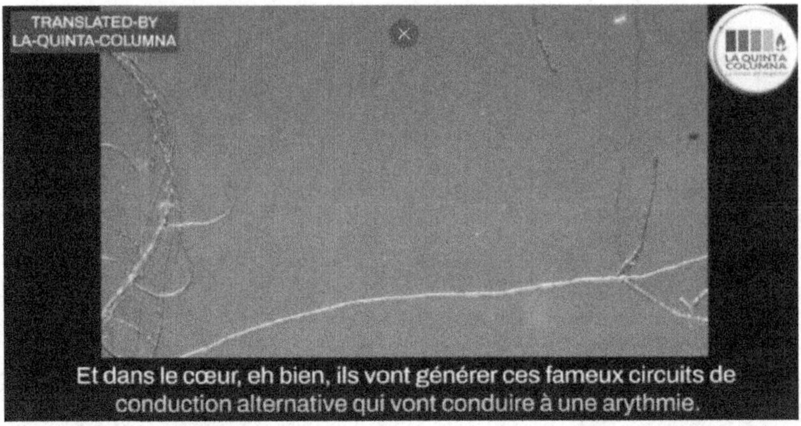
TRANSLATED-BY
LA-QUINTA-COLUMNA
LA QUINTA COLUMNA
Et dans le cœur, eh bien, ils vont générer ces fameux circuits de conduction alternative qui vont conduire à une arythmie.

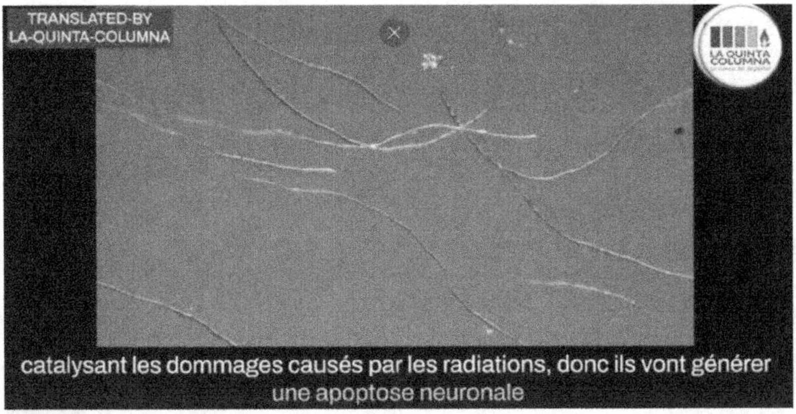
TRANSLATED-BY
LA-QUINTA-COLUMNA
LA QUINTA COLUMNA
catalysant les dommages causés par les radiations, donc ils vont générer une apoptose neuronale

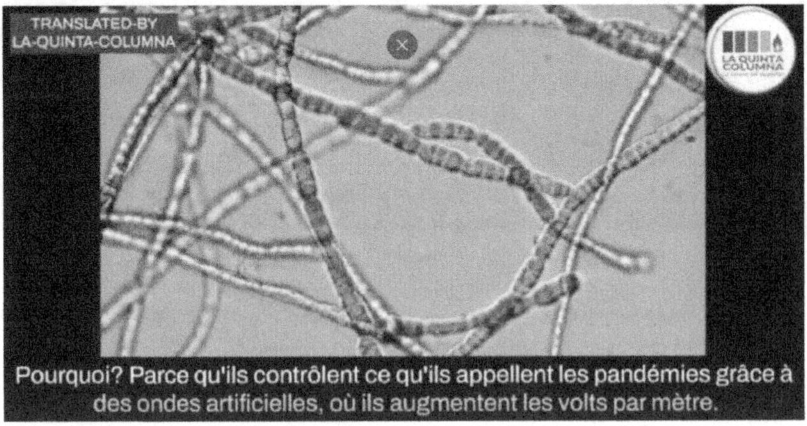
TRANSLATED-BY
LA-QUINTA-COLUMNA
LA QUINTA COLUMNA
Pourquoi? Parce qu'ils contrôlent ce qu'ils appellent les pandémies grâce à des ondes artificielles, où ils augmentent les volts par mètre.

Le terme « Teslaphorèse » nous a intrigués.

Nous avons donc investigué…

Le « hasard » faisant nous avons identifié l'Université de Rice. Visible ici[50]

UNIVERSITÉ RICE
Nouvelles et relations avec les médias
Bureau des affaires publiques

NOUVELLE

David Ruth
713-348-6327
david@rice.edu

Mike Williams - 14 avr. 2016
PUBLIÉ DANS : **NOUVELLES DU RIZ** > **Actualités** > **2016**

Les nanotubes s'assemblent ! Rice présente la « teslaphorèse »

Il est écrit :

HOUSTON – (14 avril **2016**) – Des scientifiques de l'Université Rice ont découvert que le fort champ de force émis par une bobine Tesla provoque l'Auto-assemblage des nanotubes de carbone en longs fils, un phénomène qu'ils appellent « Teslaphorèse ».

Cherukuri considère que cette recherche ouvre la voie à l'assemblage évolutif des nanotubes de bas en haut.

Le système fonctionne en faisant osciller à distance des charges positives et négatives dans chaque nanotube, les faisant s'enchaîner en longs fils.

50 https://news.rice.edu/news/2016/nanotubes-assemble-rice-introduces-teslaphoresis

La bobine Tesla spécialement conçue par Cherukuri génère même un effet de faisceau tracteur lorsque des fils de nanotubes sont tirés vers la bobine sur de longues distances.

Cet effet de champ de force sur la matière n’avait jamais été observé à une telle échelle, a déclaré Cherukuri, et le phénomène était inconnu de Nikola Tesla, qui a inventé la bobine en 1891 avec l’intention de fournir de l’énergie électrique sans fil.

« Les champs électriques ont été utilisés pour déplacer de petits objets, mais seulement sur des distances ultra-courtes », a déclaré Cherukuri. « Avec Teslaphoresis, nous avons la capacité d’augmenter massivement les champs de force pour déplacer la matière à distance. »

Les chercheurs ont découvert que le phénomène assemble et alimente simultanément des circuits qui récoltent l’énergie du champ.

Dans une expérience, les nanotubes se sont assemblés en fils, ont formé un circuit reliant deux LED, puis ont absorbé l’énergie du champ de la bobine Tesla pour les allumer.

Cherukuri a réalisé qu’une bobine Tesla redessinée pouvait créer un puissant champ de force à des distances bien plus grandes que quiconque ne l’imaginait.

Son équipe a observé l’alignement et le mouvement des nanotubes à plusieurs mètres de la bobine.

C'est tellement étonnant de voir ces nanotubes prendre vie et se coudre en fils de l'autre côté de la pièce, a-t-il déclaré.

*

Vous en voulez encore sur le savoir-faire de cette université ?

Teslaphorèse des nanotubes de carbone

Lindsey R. Bornhoeft[†‖⊥], Aida C. Castillo[‡], Preston R. Smalley[#], Carter Kittrell[†§], Dustin K. James[†], Bruce E. Brinson[†], Thomas R. Rybolt[‖], Bruce R. Johnson[†§], Tonya K. Cherukuri[†‖]etPaul Cherukuri[*†§‖]

Des chercheurs de l'université de Rice.

Il est écrit, visible ici[51].

Le mouvement dirigé et l'auto-assemblage de la matière à distance en utilisant l'énergie du champ proche de la bobine de Tesla est un phénomène que nous appelons la teslaphorèse.

Nous avons choisi d'utiliser des nanotubes de carbone (NTC) à paroi simple pour cette étude initiale en raison de leur grande polarisabilité, de leur anisotropie et de la relative facilité d'étude du comportement électrocinétique des poudres en vrac et des nanotubes individualisés en suspension.

[51] https://pubs.acs.org/doi/full/10.1021/acsnano.6b02313

De plus, alors que la teslaphorèse présente l'avantage distinct d'un auto-assemblage dirigé sans restriction, nous avons également constaté que l'énergie en champ proche de la bobine Tesla alimente et auto-assemble sans fil les circuits de nanotubes et auto-assemble à distance des réseaux parallèles de nanotubes individuels de bas en haut.

Nous vous rappelons que le terme teslaphorèse est utilisé dans la vidéo de la « « La Quinta Columna » .

*

Un petit dernier pour la route pour montrer l'expertise des chercheurs de l'université de Rice dans le domaine des champs électromagnétiques.

Le 18 juillet 2022, ils publient un article dans la revue Sciences, intitulé « Des scientifiques piratent des cerveaux de mouches pour les rendre télécommandés ». Pour réaliser cet exploit, ils ont utilisé le champ magnétique d'une bobine de Tesla.

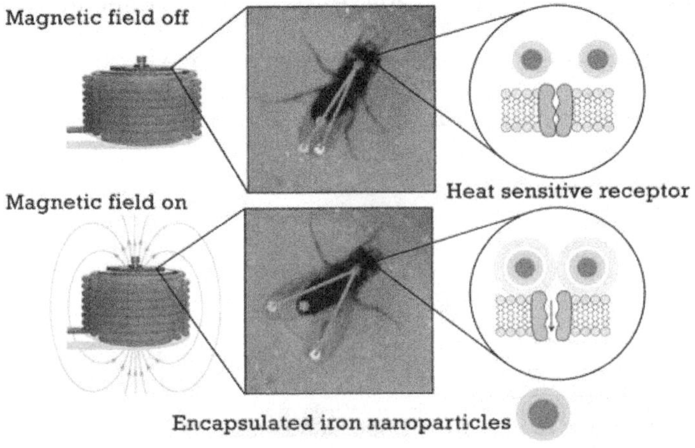

Nous avons que :

- ✓ « La Quinta Columna » a montré dans une vidéo analysant le vaccin Pfizer, la création et l'assemblage de nanotubes à partir d'ondes et de champs électromagnétiques, issus de teslaphorèse
- ✓ L'université Rice est experte en création et assemblage de nanotubes à partir de teslaphorèse.

La question est donc de savoir, d'avoir une preuve qu'il existe une « relation » entre Pfizer et l'Université Rice.

Le 16 septembre 2021, il y a eu un « Zom meetings » entre l'Université Rice et le CDC (Centres pour le contrôle et la prévention des maladies (Centers for Disease Control and Prevention) au sujet de la surveillance du programme de vaccination dans l'état de Virginie aux Etats-Unis. Visible sur WayBacK machine ici[52].

[52] https://web.archive.org/web/20211004210212/https://www.vdh.virginia.gov/covid-19-vaccine/calendar/action~week/exact_date~1631851200/request_format~json/gtm.start/

INTERNET ARCHIVE WaybackMachine https://www.vdh.virginia.gov/covid-19-vaccine/calendar/action~week/exact_date~1631851200/request_format~json/gtm.start/ Go
2 captures
4 Oct 2021

All-day
8:00 am
9:00 am
10:00 am
11:00 am
12:00 pm
1:00 pm
2:00 pm
3:00 pm
4:00 pm

CDC Foundation-Sponsored Webinar Series on Wastewater Surveillance for SARS-CoV-2: Using Wastewater Surveillance to Inform Public Health Interventions

Sep 16 @ 12:00 pm

The Houston Health Department (HHD), Rice University, and CDC Foundation will host a three-part webinar series detailing HHD's wastewater surveillance program for SARS-CoV-2. No registration is necessary. Webinar information is the same for all three[...]

12:00 pm
CDC Foundation-

8:30 am
Vaccines and Related Biological Products Advisory Committee (VRBAC)

INTERNET ARCHIVE WaybackMachine https://www.vdh.virginia.gov/covid-19-vaccine/event/cdc-foundation-sponsored-webinar-series-on-wastewater-surveillance-for-sars-cov-2-using-wastewat Go
6 captures
1 Aug 2021 - 3 Oct 2021

WHEN: **September 16, 2021 @ 12:00 pm**

The Houston Health Department (HHD), Rice University, and CDC Foundation will host a three-part webinar series detailing HHD's wastewater surveillance program for SARS-CoV-2.

No registration is necessary. Webinar information is the same for all three seminars, and is available below:

- Weblink: https://riceuniversity.zoom.us/j/7185583212?pwd=WHhZV2l4bGhoaC81OFpzUFlHS0pJZz09
- Meeting ID: 718 558 3212
- Passcode: wwoffhrs

Le 17 septembre 2021, il y a eu un « Zom Meetings » avec la société Pfizer.

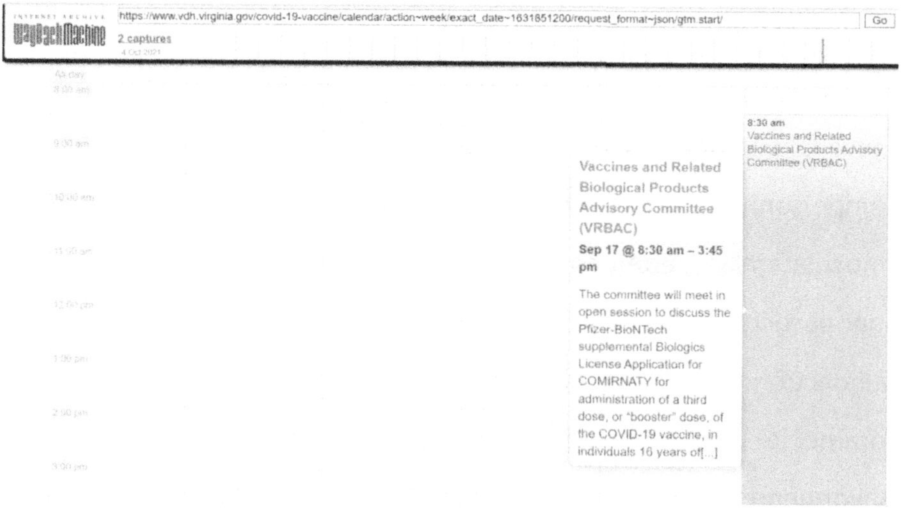
https://www.vdh.virginia.gov/covid-19-vaccine/calendar/action~week/exact_date~1631851200/request_format~json/gtm.start/
Go
2 captures
8:30 am
Vaccines and Related Biological Products Advisory Committee (VRBAC)
Vaccines and Related Biological Products Advisory Committee (VRBAC)
Sep 17 @ 8:30 am – 3:45 pm
The committee will meet in open session to discuss the Pfizer-BioNTech supplemental Biologics License Application for COMIRNATY for administration of a third dose, or "booster" dose, of the COVID-19 vaccine, in individuals 16 years of[...]

Une seule question que faisait l'université Rice dans « Zoom Meetings » sur la vaccination COVID-19 en Virginie ?

Nous avons découvert que l'effet corona et la protéine de pointe créés de manière endogène sont causés par un empoisonnement chimique, parasitaire et radiologique dû à la réduction de l'oxyde de graphène ou de l'hydroxyde de graphène et aux rayonnements de micro-ondes.

Nous avons découvert que l'oxyde de graphène [GO] résonne avec toutes les générations de Champs Electromagnétiques (CEM) et en particulier celle à 41,3 GHz avec une valeur de « xx mGauss ».

Nous avons noté « XX mGauss » pour éviter les risques qu'une personne mal attentionnée créée un générateur de fréquences.

Nous avons découvert que les causes réelles de la dégénérescence cellulaire, de la mutation génétique et de la naissance de vésicules ou de protéines de pointe nées de la membrane cellulaire sont causées par les rayonnements radio et micro-ondes (CEM) et l'empoisonnement chimique par les aliments acides, l'eau, l'air et l'inoculation - une combinaison d'oxyde de graphène (une nanoparticule cytotoxique et génototoxique), de tritium (un isotope radioactif utilisé dans la fusion nucléaire) et d'autres adjuvants comme le polysorbate 80 qui deviennent hyperactifs à 2,4 GHz (rayonnement micro-ondes) et jusqu'à 41,3 GHz, où il y a résonance entre le CEM et l'oxyde de graphène.

9.

Croyez-vous aux « coïncidences » ?

Avez-vous entendu parler de HAARP ?

Ce n'est pas très important pour aborder ce chapitre, il suffit de savoir pour l'instant que HAARP (High frequency active auroral research program / Programme de recherche aurorale active à haute fréquence) « est/était/est » un **projet de défense militaire américain**. Nous développerons HAARP au chapitre suivant.

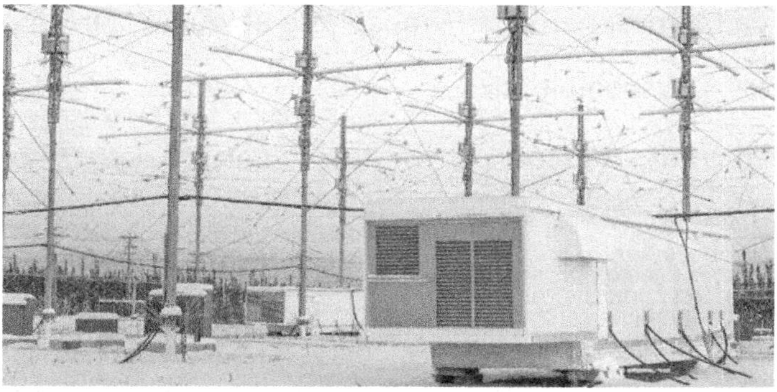

L'objectif du projet HAARP, d'après l'US Air Force, est de comprendre la physique de l'ionosphère, qui réagit constamment aux influences du soleil. Les éruptions solaires « balancent » des particules solaires vers la Terre, perturbant parfois les communications et le réseau électrique.

En 1993, l'installation HAARP près de Gakona, en Alaska, devient opérationnelle pour des campagnes d'essais.

Le 11 août 2015, l'exploitation de l'installation de recherche HAARP a été transférée de l'armée de l'air des États-Unis à l'Université de l'Alaska Fairbanks.

Qui a imaginé HAARP ?

Le docteur Bernard Eastlund est le scientifique dont le nom est le plus associé à la création et au développement du projet HAARP.

En 1987, Bernard J. Eastlund a déposé le brevet numéro 4,686,605, intitulé : « Procédé et appareil de modification d'une région de l'atmosphère, de l'ionosphère et/ou de la magnétosphère terrestres », disponible ici[53].

United States Patent [19]
Eastlund

[11] **Patent Number: 4,686,605**
[45] **Date of Patent: Aug. 11, 1987**

[54] METHOD AND APPARATUS FOR ALTERING A REGION IN THE EARTH'S ATMOSPHERE, IONOSPHERE, AND/OR MAGNETOSPHERE

[75] Inventor: **Bernard J. Eastlund**, Spring, Tex.

[73] Assignee: **APTI, Inc.**, Los Angeles, Calif.

[21] Appl. No.: **690,333**

[22] Filed: **Jan. 10, 1985**

[51] **Int. Cl.**[4] **H05B 6/64**; H05C 3/00; H05H 1/46

[52] **U.S. Cl.** .... **361/231**; 89/1.11; 380/59; 244/158 R

[58] **Field of Search** .... 361/230, 231; 244/158 R; 376/100; 89/1.11; 380/59

[56] **References Cited**

PUBLICATIONS

Liberty Magazine, (2/35) p. 7 N. Tesla.
New York Times (9/22/40) Section 2, p. 7 W. L. Laurence.
New York Times (12/8/15) p. 8 Col. 3.

Primary Examiner—Salvatore Cangialosi
Attorney, Agent, or Firm—Roderick W. MacDonald

[57] **ABSTRACT**

A method and apparatus for altering at least one selected region which normally exists above the earth's surface. The region is excited by electron cyclotron resonance heating to thereby increase its charged particle density. In one embodiment, circularly polarized electromagnetic radiation is transmitted upward in a direction substantially parallel to and along a field line which extends through the region of plasma to be altered. The radiation is transmitted at a frequency which excites electron cyclotron resonance to heat and accelerate the charged particles. This increase in energy can cause ionization of neutral particles which are then absorbed as part of the region thereby increasing the charged particle density of the region.

15 Claims, 5 Drawing Figures

53 https://patents.google.com/patent/US4686605A/en

Dans ce brevet, qui ouvre la voie à HAARP, le physicien Bernard J. Eastlund fait un certain nombre de déclarations fascinantes qui contredisent clairement l'affirmation selon laquelle il n'est utilisé qu'à des fins de recherche et non à des fins militaires ou à des fins telles que le contrôle des conditions météorologiques.

Voici quelques-unes des principales déclarations tirées textuellement du brevet :

- ✓ *La température de l'ionosphère a été augmentée de centaines de degrés dans ces expériences...*
- ✓ *Un moyen et une méthode sont fournis pour provoquer des interférences ou même une perturbation totale des communications sur une très grande partie de la terre...*
- ✓ *Cette invention pourrait être utilisée pour perturber non seulement les communications terrestres, civiles et militaires, mais aussi les communications aéroportées et maritimes. Cela aurait d'importantes implications militaires...*
- ✓ *C'est possible... de tirer parti d'un ou de plusieurs de ces faisceaux pour assurer un réseau de communication même si les communications du reste du monde sont perturbées...*
- ✓ *Cette invention peut être utilisée à des fins de communication positive et d'écoute...*
- ✓ *De très grandes quantités d'énergie peuvent être produites et transmises de manière très efficace...*

- ✓ *Cette invention a une variété phénoménale de développements futurs potentiels.*
- ✓ *De grandes régions de l'atmosphère pourraient être soulevées à une altitude étonnamment élevée, de sorte que les missiles rencontrent des forces de traînée inattendues et non planifiées, ce qui entraînerait des destructions ou des déviations.*
- ✓ ***La modification du temps** est possible, en modifiant les régimes de vent dans la haute atmosphère ou en modifiant les modèles d'absorption solaire en construisant un ou plusieurs panaches de particules atmosphériques qui agiront comme une lentille ou un dispositif de focalisation.*
- ✓ *Les concentrations d'ozone, d'azote, etc. dans l'atmosphère pourraient être artificiellement augmentées.*
- ✓ *Des défenses par impulsions électromagnétiques sont également possibles. Le champ magnétique terrestre pourrait être diminué ou perturbé à des altitudes appropriées pour modifier ou éliminer le champ magnétique.*

Le brevet numéro 5.041.834, déposé en 1991 par Peter Koert, intitulé « Miroir ionosphérique artificiel composé d'une couche de plasma inclinable » (visible ici[54]), attira notre attention du fait de sa référence au brevet du docteur Bernard Eastlund.

United States Patent [19] — **Koert**

[11] **Patent Number:** **5,041,834**
[45] **Date of Patent:** **Aug. 20, 1991**

[54] **ARTIFICIAL IONOSPHERIC MIRROR COMPOSED OF A PLASMA LAYER WHICH CAN BE TILTED**

[75] Inventor: **Peter Koert**, Washington, D.C.

[73] Assignee: **APTI, Inc.**, Washington, D.C.

[21] Appl. No.: **524,435**

[22] Filed: **May 17, 1990**

[51] **Int. Cl.**[5] **H04B 7/00**; H01Q 3/22
[52] **U.S. Cl.** **342/367**; 342/372
[58] **Field of Search** 342/367, 353, 371, 372; 455/64

[56] **References Cited**

U.S. PATENT DOCUMENTS

3,445,844	5/1969	Grossi et al.	342/367
4,253,190	2/1981	Csonka	455/12
4,686,605	8/1987	Eastlund	361/231
4,712,155	12/1987	Eastlund et al.	361/231
4,817,495	4/1989	Drobot	89/1.11

Primary Examiner—Gregory C. Issing
Attorney, Agent, or Firm—Foley & Lardner

[57] **ABSTRACT**

This invention relates to generation of a Artificial Ionospheric Mirror (AIM), or a plasma layer in the atmosphere. The AIM is used like the ionosphere to reflect RF energy over great distances. A tiltable AIM is created by a heater antenna controlled in phase and frequency. The heater antenna phase shift scans a beam to paint a plasma layer. Frequency is changed to refocus at continually higher altitudes to tilt the plasma layer.

16 Claims, 15 Drawing Sheets

Il est spécifié en présentation :

Cette invention concerne la génération d'un **Miroir Ionosphérique Artificiel** (AIM), ou d'une **couche de plasma** dans l'atmosphère.

Les dessins extraits du brevet montrent la création d'un AIM par une antenne chauffante et son utilisation pour le suivi des aéronefs et la réflexion d'ondes sur des habitations, stations radar, antennes d'habitations.

[54] https://patents.google.com/patent/US5041834A/en

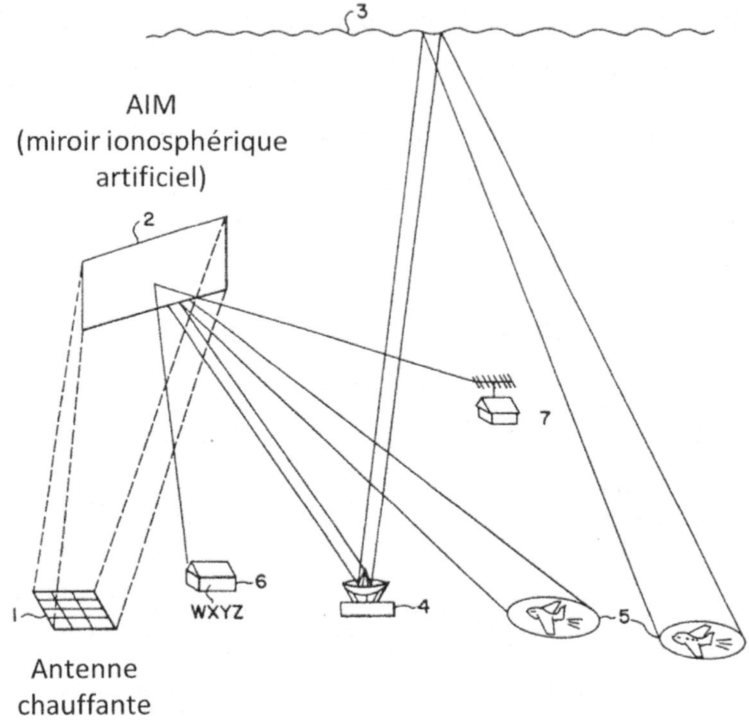
3
AIM
(miroir ionosphérique
artificiel)
2
7
6
WXYZ
4
5
1
Antenne
chauffante

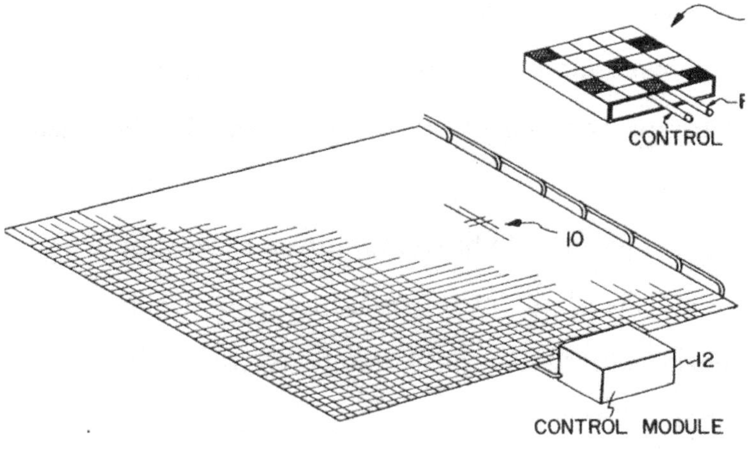
CONTROL
10
12
CONTROL MODULE

FIG.2a

Il est écrit dans le brevet :

MIROIR IONOSPHÉRIQUE ARTIFICIEL COMPOSÉ D'UNE COUCHE DE PLASMA QUI PEUT ÊTRE INCLINÉ

1. Champ de l'invention

Cette invention concerne la génération d'un miroir ionosphérique artificiel (AIM), ou d'une couche de plasma dans l'atmosphère. L'AIM est utilisé comme l'ionosphère pour réfléchir l'énergie RF[55] *sur de grandes distances.*

Ce qu'il faut comprendre

À la fin des années 1950, on a découvert que des ceintures naturelles existaient à haute altitude au-dessus de la surface de la terre et il est maintenant établi que ces ceintures de Plasma résultent d'électrons et d'ions chargés, piégés le long des lignes de force magnétiques (lignes de champ).

Les électrons et les ions piégés se déplacent en spirale autour de leurs lignes de champ spécifiques en « rebondissant » d'avant en arrière entre les miroirs magnétiques.

La génération d'un miroir ionosphérique artificiel (AIM) résulte d'un « chauffage par résonance cyclotronique électronique via des ondes Haute Fréquence » envoyées depuis la terre.

[55] Le terme radio fréquence (souvent abrégé en RF) désigne une fréquence d'onde électromagnétique située entre 3 kHz et 300 GHz

Le « miroir artificiel » réfléchit l'énergie RF sur de longues distances sur terre par rapport au point de « chauffage » via son angle d'inclinaison calculé mathématiquement.

Et pour être encore plus clair, le « miroir artificiel » a été créé :

1. en « chauffant » **le plasma d'une Région de l'ionosphère** à partir de Hautes Fréquences,
2. HF qu'il réfléchit en ***ondes ELF (comprises entre 3 Hz et 30 Hz avec une longueur d'onde de 100 000 à 10 000 km) et VLF (qui s'étend de 3 kHz à 30 kHz, avec une longueur d'onde de 100 à 10 km) puis les balance en direction de la terre.***

*

Certains pensent que depuis le transfert de HAARP par le DoD à l'Université de l'Alaska Fairbanks en août 2015, l'installation n'est plus active, voire uniquement axée sur les travaux de recherches civiles.

Comme vous pouvez le lire sur le document ci-dessous, une « Assemblée Législative de l'État de l'Alaska, de la commission permanente du Sénat américain, sur le travail et le commerce », a eu lieu le **9 mars 2022**.

ALASKA STATE LEGISLATURE
SENATE LABOR AND COMMERCE STANDING COMMITTEE
March 9, 2022
1:31 p.m.

DRAFT

MEMBERS PRESENT

Senator Joshua Revak, Vice Chair
Senator Gary Stevens
Senator Peter Micciche
Senator Elvi Gray-Jackson

MEMBERS ABSENT

Senator Mia Costello, Chair

COMMITTEE CALENDAR

PRESENTATIONS: ALASKA AEROSPACE DAY AT THE CAPITOL

Lieutenant Governor Kevin Meyer
Ross Garelick-Bell, Aerospace States Association
Cathy Cahill, PhD, University of Alaska Fairbanks
Robert McCoy, PhD, University of Alaska Fairbanks
Milton Keeter, Jr., Alaska Aerospace Corporation

*

Les témoins (Witness) à cette réunion étaient : le Gouverneur de L'Alaska, Kevin Meyer et Ross B. Garelick Bell, le Directeur Général de *Aerospace States Association*.

WITNESS REGISTER

LIEUTENANT GOVERNOR KEVIN MEYER
State of Alaska
Juneau, Alaska
POSITION STATEMENT: Provided introductory remarks for Alaska Aerospace Day at the Capitol.

ROSS GARELICK-BELL, Executive Director
Aerospace States Association
Alexandria, Virginia

SENATE L&C COMMITTEE -1- **DRAFT** March 9, 2022

*

Il est écrit en page 11 de ce document.

2:03:00 PM
DR. MCCOY directed attention to the photos of the Poker Flat Research Range on slide 5.

DR. MCCOY[56] attire l'attention sur les photos du champ de recherche de Poker Flat sur la diapositive 5.

*

The photo on the top right of slide 5 depicts the Light Detection and Ranging (LIDAR) Observatory that has three lasers and provides the ability to study ranges or distances from 60-150 kilometers. The university recently received funding for a fourth LIDAR that will be moved the HAARP once it's built.

La photo en haut à droite de la diapositive 5 représente l'observatoire de détection et de télémétrie par la lumière (LIDAR[57]) qui dispose de trois lasers et permet d'étudier des portées ou des distances de 60 à 150 kilomètres.

---

[56] Directeur, Institut de géophysique, Alaska

[57] light detection and ranging » ou « Laser Imaging Detection And Ranging » (soit en français « détection et estimation de la distance par la lumière » ou « par laser »)

L'université a récemment reçu un financement pour un quatrième LIDAR qui sera déplacé dans le HAARP *une fois qu'il sera construit. (ce qui sera construit est le LIDAR pour HAARP ce dernier était construit depuis plusieurs années).*

*

Cela signifie non seulement que HAARP est toujours en fonction mais qu'il sera en plus équipé d'un LIDAR.

*

Et si nous revenions au brevet US 11,801,394 B1 : « Systèmes et procédés pour créer secrètement des effets nocifs sur la santé des sujets », issu de l'imagination de Seth J. Putterman et Elwood Norris ?

Vous croyez aux coïncidences ?

L'un des inventeurs, Seth J. Putterman, professeur à l'UCLA, partenaire du projet HAARP est un expert en… HAARP…

UCLA Physics & Astronomy
https://www.pa.ucla.edu › annual-reports › annu... PDF

Rapport annuel 2002 2003
Le professeur Seth Putterman se souvient de sa première rencontre avec Vern Knudsen. ... système pulsé peu coûteux qui correspondrait à la puissance de crête **de HAARP**. ... **Le juge**...

WorldWideScience.org
https://worldwidescience.org › topicpages › ionospheric+...

bulles de plasma ionosphériques : Sujets par ...
... (**HAARP**) en Alaska. Les émissions optiques ... Kappus, Brian ; Khalid, Shahzad ; Chakravarty, Avik ; **Putterman, Seth** ... **J.** ; Sindelarova, T. ; Chum, **J.** 2012-04-01.

WorldWideScience.org
https://worldwidescience.org › cyli... · Traduire cette page

résonateur cylindrique à ondes stationnaires

Denardo, Bruce ; Larraza, Andrés ; **Putterman, Seth** ; Roberts, Paul ... (**HAARP**) en Alaska. L'expérience ... Lacina, J. ; Preinhaelter, J. 1982-07-01. En ...

Scribd
https://www.scribd.com › doc › Various-REAL-Esoteric-...

Divers articles de journaux de type ésotérique | PDF

... **HAARP**, un complexe de 35 acres de 180 antennes près de ... J aw-dropper d'un -- difficile à croire, mais, oui... **Seth Putterman**, professeur de physique, poursuit ...

Croyez-vous à cette coïncidence ?

10.

Rappelez-vous le texte du brevet :

La présente invention a l'avantage de tuer une cible sans laisser de traces sur la cause de la mort.

Nous sommes le 8 mars 2024, 310, immeuble de bureaux Cannon House, à Washington Dc, États-Unis.

À 14h00, local time Washington, se réunit le « sous-comité, contre-terrorisme », en application de la loi et renseignement (118e Congrès) avec thème : Lutte contre le terrorisme sanitaire.

Les témoins :

- ✓ Colonel Greg Edgreen, États-Unis (retraité), citoyen privé
- ✓ M. Christo Grozev, journaliste d'investigation principal, The Insider
- ✓ M. Mark Zaid, associé fondateur, Mark S. Zaid, PC

Documents et vidéo visible ici[58].

Déclaration d'audition du représentant Lou Correa (D-CA)

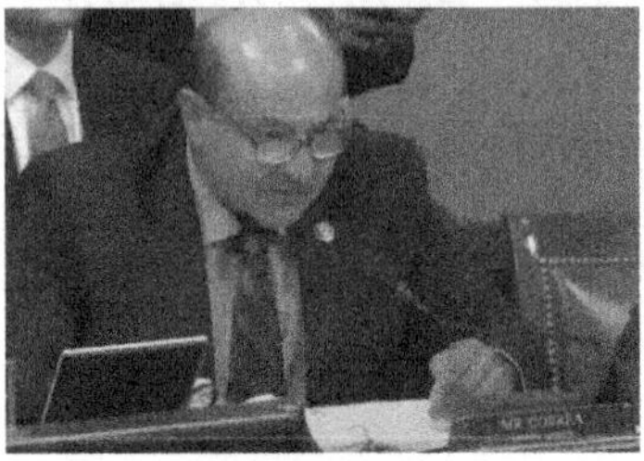

Déclaration

COMMITTEE ON HOMELAND SECURITY

Ranking Member Bennie G. Thompson

FOR IMMEDIATE RELEASE

Hearing Statement of Rep. Lou Correa (D-CA)
Subcommittee on Counterterrorism, Law Enforcement & Intelligence

Silent Weapons: Examining Foreign Anomalous Health Incidents Targeting Americans in the Homeland and Abroad

May 8, 2024

Today's hearing has been called to examine anomalous health incidents affecting a range of U.S. national security personnel, including intelligence officials, members of our armed services, and diplomats. Sometimes referred to as "Havana syndrome," anomalous health incidents were first reported in November 2016 by U.S. personnel assigned to our embassy in Havana, Cuba. Many have described symptoms that were chronic and debilitating. Unfortunately, these incidents have not been isolated to Havana.

U.S. personnel have reported incidents in Hanoi, Vienna, London, Moscow - and here in the United States — in Washington D.C., Virginia, and Pennsylvania. There have been several investigations into the cause of these incidents — including:

- a study by the National Academy of Sciences, Engineering, and Medicine.
- several studies by JASON, an independent group of expert scientists that advise the U.S. government on sensitive matters of science and technology.
- a brain imaging study by the University of Pennsylvania and another by the National Institutes of Health.
- an intelligence community assessment.

58 https://democrats-homeland.house.gov/activities/hearings/silent-weapons-examining-foreign-anomalous-health-incidents-targeting-americans-in-the-homeland-and-abroad

Sous-comité de la lutte contre le terrorisme, de l'application de la loi et du renseignement

Armes silencieuses : Examen du ciblage des incidents de santé anormaux à l'étranger

Les Américains dans le pays et à l'étranger

8 mai 2024

Visible ici[59]*.*

L'audience d'aujourd'hui a été convoquée pour examiner une série de problèmes médicaux aux États-Unis, affectant le personnel de sécurité nationale, ainsi que les responsables du renseignement, les membres de nos forces armées et les diplomates.

Parfois appelés « syndrome de La Havane[60] *», ces incidents ont été signalés pour la première fois en novembre 2016 par le personnel américain affecté à notre ambassade à La Havane, à Cuba. Beaucoup ont décrit des symptômes chroniques et débilitants. Malheureusement, ces incidents ne se sont pas limités à La Havane.*

[59]https://democrats-homeland.house.gov/imo/media/doc/correa_opening_statement_cti_050824.pdf

[60] https://en.wikipedia.org/wiki/Havana_syndrome#:~:text=Signs%20and%20symptoms,-Most%20of%20the&text=More%20than%20half%20reported%20intense,unsteady%20gait%20affected%20one%2Dquarter.

Le personnel américain a signalé des incidents à Hanoï, Vienne, Londres, Moscou - et ici aux États-Unis - à Washington D.C., en Virginie et en Pennsylvanie.

Plusieurs enquêtes ont été menées sur la cause de ces incidents, notamment :

- *une étude de l'Académie nationale des sciences, de l'ingénierie et de la médecine.*
- *plusieurs études de JASON, un groupe indépendant d'experts scientifiques qui conseillent les États-Unis*[61] *sur des questions sensibles de science et de technologie.*
- *une étude d'imagerie cérébrale de l'Université de Pennsylvanie et une autre des National Institutes of Health.*
- *une évaluation de la communauté du renseignement.*

*

[61] https://en.wikipedia.org/wiki/JASON_(advisory_group)

Syndrome de La Havane (extrait Wikipédia ici[62])

Le syndrome de La Havane (également connu sous le nom d'« incidents de santé anormaux » est une condition médicale contestée, signalée principalement par des responsables diplomatiques, militaires et du renseignement américain stationnés à l'étranger.

Signes et symptômes

La plupart des personnes touchées ont signalé l'apparition soudaine de symptômes neurologiques associés à un son fort, localisé, perçu tel que des cris, des gazouillis, des cliquetis ou des bruits perçants.

Les deux tiers ont subi des troubles visuels tels qu'une vision floue et une sensibilité à la lumière.

Plus de la moitié ont signalé une pression ou des vibrations intenses dans la tête, des douleurs aux oreilles, des douleurs diffuses à la tête et des problèmes cognitifs tels que des oublis et une mauvaise concentration. Les acouphènes et la perte auditive sont survenus dans un tiers des cas, et les étourdissements ou la démarche instable ont affecté un quart.

Les examens physiques ainsi que des tests neurologiques ont révélé des anomalies au niveau de l'équilibre.

62 https://en.wikipedia.org/wiki/Havana_syndrome#:~:text=Signs%20and%20symptoms,-Most%20of%20the&text=More%20than%20half%20reported%20intense,unsteady%20gait%20affected%20one%2Dquarter.

*

Déclaration suite

And that list is not exhaustive. Today, we have the privilege of hearing from Retired Lieutenant Colonel Greg Edgreen, who ran the Pentagon's investigation into the incidents.

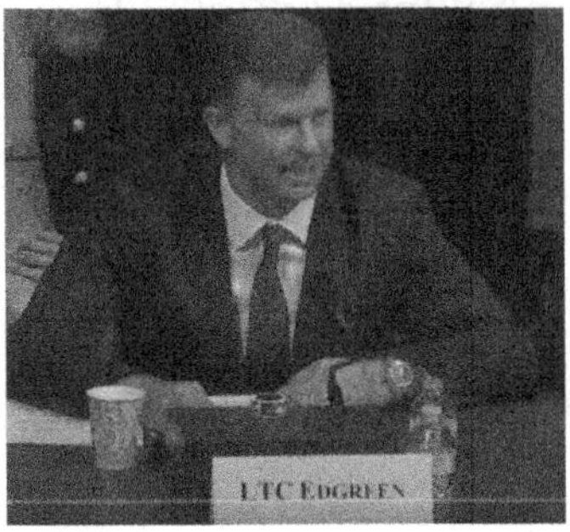

Et cette liste n'est pas exhaustive. Aujourd'hui, nous avons le privilège d'entendre le lieutenant-colonel à la retraite Greg Edgreen[63], qui a dirigé l'enquête du Pentagone sur ces incidents.

Suite de la déclaration du représentant Lou Correa

Committee staff have met with several others, including former U.S. officials, scientists, and doctors who have been part of such investigations or have independently examined the matter. We also understand that the Intelligence and Foreign Affairs Committees have been engaged in intensive and bipartisan oversight of anomalous health incidents for a while now.

Last year, the Intelligence Community completed a coordinated assessment regarding the cause of these incidents and found no evidence of adversary activity. I know that the lack of attribution – after nearly 8 years of incidents – is a source of frustration for victims, and frankly for us all. But let this hearing serve as evidence that we are committed to getting answers and maintaining and strengthening the care provided to those who have suffered.

I am heartened by the Biden Administration's statement last month that they will continue to conduct comprehensive examinations of the effects and the potential causes. Director of National Intelligence Avril Haines reiterated this commitment in her testimony before the Senate last week, stating that the intelligence community is continuing to investigate what's happening with AHIs.

Le personnel de la commission a rencontré plusieurs autres personnes, y compris d'anciens fonctionnaires américains, des scientifiques et des médecins qui ont participé à de telles enquêtes ou qui ont examiné la question de manière indépendante.

[63] Avec qui l'auteur du livre échange…

Nous comprenons que les commissions du renseignement et des affaires étrangères se soient engagées dans une surveillance intensive et bipartisane des incidents sanitaires anormaux depuis un certain temps déjà. L'année dernière (2023), la ***communauté du renseignement a réalisé une évaluation coordonnée de la cause de ces incidents et n'a trouvé aucune preuve de l'activité d'un adversaire.***

Je sais que l'absence d'attribution après près de 8 ans d'incidents est une source de frustration pour les victimes et, franchement, pour nous tous. Mais que cette audition serve la preuve que nous sommes déterminés à obtenir des réponses et à maintenir et renforcer les soins à ceux qui ont souffert. Je suis encouragé par la déclaration faite le mois dernier par l'administration Biden, qui a indiqué qu'elle continuerait à mener des examens approfondis des effets et des causes potentielles. La directrice du renseignement national, Avril Haines (« joueuse » à Event2O1[64]), a réitéré cet engagement lors de son témoignage devant le Sénat la semaine dernière en déclarant que la communauté du renseignement continuait d'enquêter sur ce qui se passe avec les AHI[65]

---

64 https://centerforhealthsecurity.org/our-work/tabletop-exercises/event-201-pandemic-tabletop-exercise

65 L'American Healthcare Institute (AHI) est une organisation à but non lucratif qui représente les intérêts de ses 31 membres, chacun d'entre eux étant un grand système multi hospitalier intégré verticalement à but non lucratif. Ses institutions constitutives sont au nombre d'environ 1 300 situées dans 44 États.

Fin de la déclaration du représentant Lou Correa

The United States government, and this Congress, must look under every rock to identify the cause of these health incidents. In the meantime, we owe it to the men and women who serve this country to ensure that the Federal government provides them with every resource we can muster to ensure they are taken care of.

This Committee is dedicated to working with our partners in the Administration, and on other relevant Congressional committees, to ensure that such examinations proceed and that we take care of our people.

# # #

Media contact: Adam Comis at 202-225-9978

Le gouvernement des États-Unis et le Congrès doivent chercher sous toutes les coutures la cause de ces incidents sanitaires.

En attendant, nous devons aux hommes et aux femmes qui servent ce pays de veiller à ce que le gouvernement fédéral mette à leur disposition toutes les ressources possibles pour qu'ils soient pris en charge.

Cette commission s'est engagée à travailler avec nos partenaires de l'administration et les autres commissions du Congrès concernées, afin de s'assurer que ces examens se déroulent et que nous prenons soin de notre peuple.

*

À votre avis, qui se cache derrière ce terrorisme sanitaire ?

Pourquoi ?

11.

Cela donne quoi « les effets nocifs sur la santé des sujets » à partir d'ondes d'énergie électromagnétique rayonnantes ?

Certes, il y a de nombreuses controverses scientifiques sur les effets des ondes d'énergie électromagnétique rayonnantes, pour faire simple, des « Hertz » que reçoit notre corps, en sachant que lui-même en émet. On ne peut cependant pas, balayer d'un revers de main toutes les publications de recherche sur ce sujet.

Lisez ce que pourrait provoquer l'application du brevet permettant de créer secrètement des effets nocifs sur la santé des sujets, à moins que cela ne soit déjà le cas…

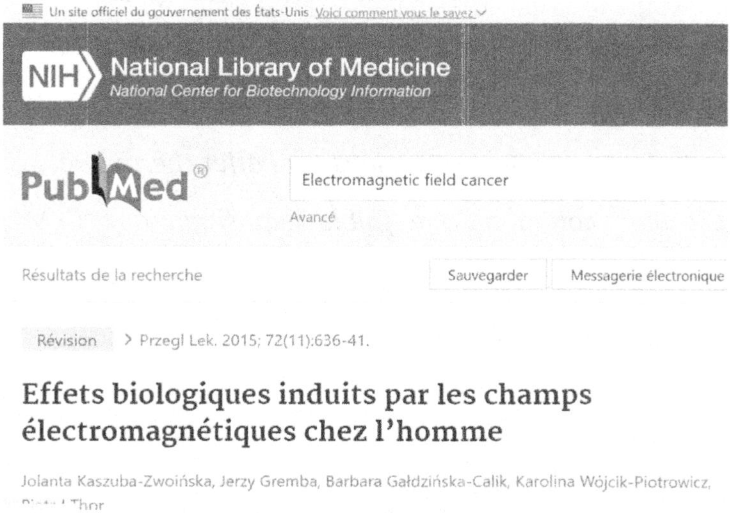

Il est écrit, visible ici[66].

L'exposition aux "champs électromagnétiques « artificiels » de radiofréquence (CEM) a considérablement augmenté au cours des dernières décennies.

Par conséquent, il existe un intérêt scientifique et social croissant pour son influence sur la santé, même en cas d'exposition nettement inférieure aux normes applicables.

L'intensité du rayonnement électromagnétique dans l'environnement humain augmente et atteint actuellement des niveaux astronomiques jamais connus auparavant sur notre planète.

Merci aux inventeurs de brevets !

Poursuivons la lecture.

Le processus le plus influent de l'impact des CEM sur les organismes vivants est leur pénétration directe dans les tissus. Les normes d'exposition aux CEM actuellement établies en Pologne et dans le reste du monde sont basées sur l'effet thermique.

Il est bien connu qu'une faible exposition aux CEM pourrait provoquer toutes sortes d'effets non thermiques dramatiques sur les cellules, les tissus et les organes du corps.

[66] https://pubmed.ncbi.nlm.nih.gov/27012122/

Les symptômes observés ne sont guère à attribuer à d'autres facteurs environnementaux se produisant simultanément dans l'environnement humain.

Bien qu'il y ait encore des discussions en cours sur les effets non thermiques de l'influence des CEM, le 31 mai 2011 - Le Centre international de recherche sur le cancer (CIRC) - L'Agenda de l'Organisation mondiale de la santé (OMS) a classé les champs électromagnétiques radio dans une catégorie 2B comme potentiellement cancérigènes.

Les champs électromagnétiques peuvent être dangereux non seulement en raison du risque de cancer, mais aussi d'autres problèmes de santé, notamment l'hypersensibilité électromagnétique (EHS). (cf. l'introduction du livre)

L'hypersensibilité électromagnétique (EHS) est un phénomène caractérisé par l'apparition de symptômes après exposition des personnes à des champs électromagnétiques. L'EHS est caractérisé par un syndrome avec un large spectre de symptômes multi-organes non spécifiques, y compris des processus inflammatoires aigus et chroniques situés principalement au niveau de la peau et des systèmes : nerveux, respiratoires, cardiovasculaires et musculo-squelettiques.

L'OMS ne considère pas l'EHS comme une maladie définie sur la base d'un diagnostic médical et de symptômes associés à un syndrome connu.

Les symptômes peuvent être associés à une seule source de CEM ou être dérivés d'une combinaison de plusieurs sources. Les symptômes signalés associés aux champs électromagnétiques sont caractérisés par l'effet de chevauchement avec d'autres personnes présentant un large spectre de manifestations cliniques, liées à l'exposition à une ou plusieurs sources de CEM.

Le phénomène d'hypersensibilité électromagnétique sous forme de maladie dermatologique est associé à la mastocytose.

Les biopsies prélevées sur des lésions cutanées de patients atteints d'EHS ont indiqué une infiltration des couches cutanées de l'épiderme avec des mastocytes et leur dégranulation, ainsi qu'une libération de médiateurs de réaction anaphylactique tels que l'histamine, la chymase et la tryptase.

Le nombre de personnes souffrant d'EHS dans le monde augmente en se décrivant comme gravement dysfonctionnelles, présentant des symptômes non spécifiques multi-organes lors d'une exposition à de faibles doses de rayonnement électromagnétique, souvent associées à une hypersensibilité à de nombreux agents chimiques.

12.

Vous avez organisé le terrorisme sanitaire, avec vos rayonnements électromagnétiques.

C'est raté, la résistance s'est levée !

Si vos yeux pouvaient voir le rayonnement électromagnétique, notre monde semblerait illuminé, même la nuit. Il entrerait par vos fenêtres, et probablement aussi par vos murs et plafonds.

Cela ne servirait pas à grand-chose de fermer les paupières. Vous le verriez toujours !

Heureusement, nous ne pouvez pas le voir.

Il s'agit dans la majorité des cas, d'un **rayonnement électromagnétique d'origine humaine,** souvent appelé « électrosmog », ou pollution par les CEM (Champs ElectroMagnétiques).

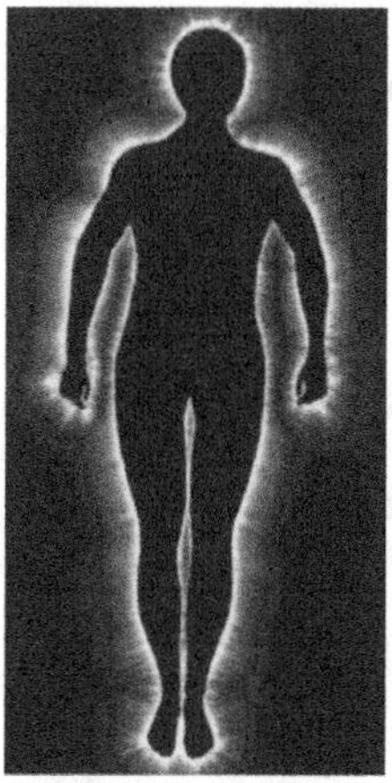

Lorsque ce rayonnement « brille » sur vous, il brille en fait à travers vous, du moins en grande partie.

Une partie pénètre de quelques centimètres dans notre corps.

Une partie passe à travers nous, les os, dans tout notre corps.

Définition – visible ici[67]

Le champ électromagnétique résulte de la combinaison de 2 ondes (l'une électrique, l'autre magnétique) qui se propagent à la vitesse de la lumière.

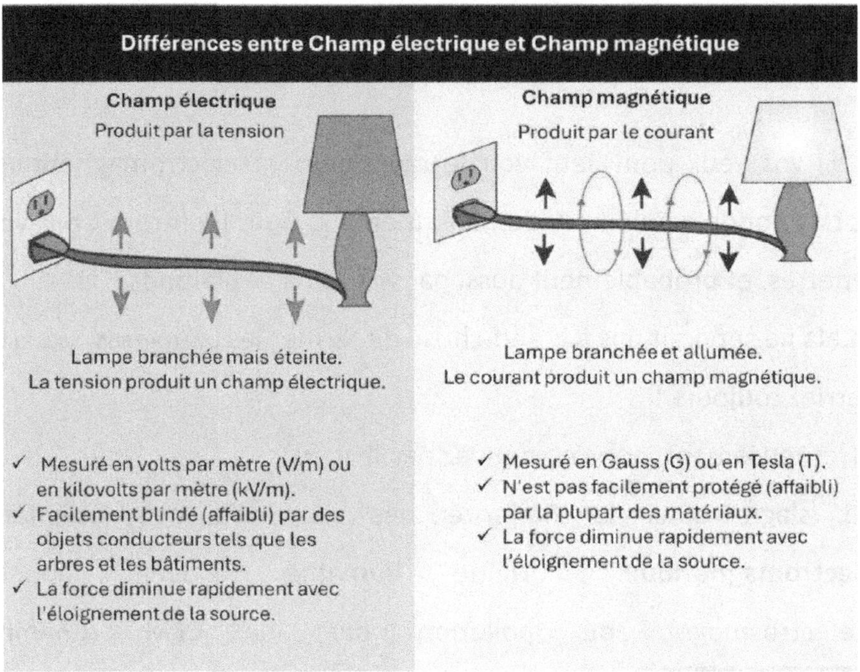
Différences entre Champ électrique et Champ magnétique
Champ électrique
Produit par la tension
Lampe branchée mais éteinte.
La tension produit un champ électrique.
✓ Mesuré en volts par mètre (V/m) ou en kilovolts par mètre (kV/m).
✓ Facilement blindé (affaibli) par des objets conducteurs tels que les arbres et les bâtiments.
✓ La force diminue rapidement avec l'éloignement de la source.
Champ magnétique
Produit par le courant
Lampe branchée et allumée.
Le courant produit un champ magnétique.
✓ Mesuré en Gauss (G) ou en Tesla (T).
✓ N'est pas facilement protégé (affaibli) par la plupart des matériaux.
✓ La force diminue rapidement avec l'éloignement de la source.

Tout fil conducteur sous tension produit un **champ électrique** dans son voisinage. Son intensité se mesure en volts par mètre (V/m).

Les **champs magnétiques** n'apparaissent que lors du passage d'un courant électrique dans un conducteur. Leur intensité se mesure en ampères par mètre (A/m), on parle aussi d'induction magnétique qui se mesure en Gauss (G) en Tesla (T).

67 https://www.inrs.fr/risques/champs-electromagnetiques/ce-qu-il-faut-retenir.html

Pourquoi les rayonnements électromagnétiques nous affectent-ils?

Notre corps utilise naturellement les impulsions électriques à de nombreuses fins (par exemple, penser, transmettre des informations sensorielles, initier des mouvements musculaires et contrôler les battements cardiaques).

Même les processus chimiques qui se déroulent dans nos cellules, notre sang, nos tissus corporels et nos organes, que nous ne considérons normalement pas comme étant de nature électrique, dépendent tous de charges électriques à l'intérieur du corps pour leur bon fonctionnement.

Lorsqu'une onde électromagnétique traverse notre corps, elle induit un courant électrique à l'intérieur de nous.

Ainsi, une force électromotrice externe qui crée des courants électriques dans notre corps peut interférer avec de nombreux processus biologiques.

Certains de ces effets biologiques peuvent en fait être exploités pour des utilisations bénéfiques telles que le soulagement de la douleur ou la guérison des tissus osseux, d'autres, sont là pour détruire sciemment notre santé, via un « massacre organisé ».

Quels sont les symptômes de l'exposition à la pollution par les CEM ?

Pour répondre à cette question nous nous sommes appuyés sur des publications de recherche du NIH (National Institutes of Health / Instituts nationaux de la santé) des États-Unis.

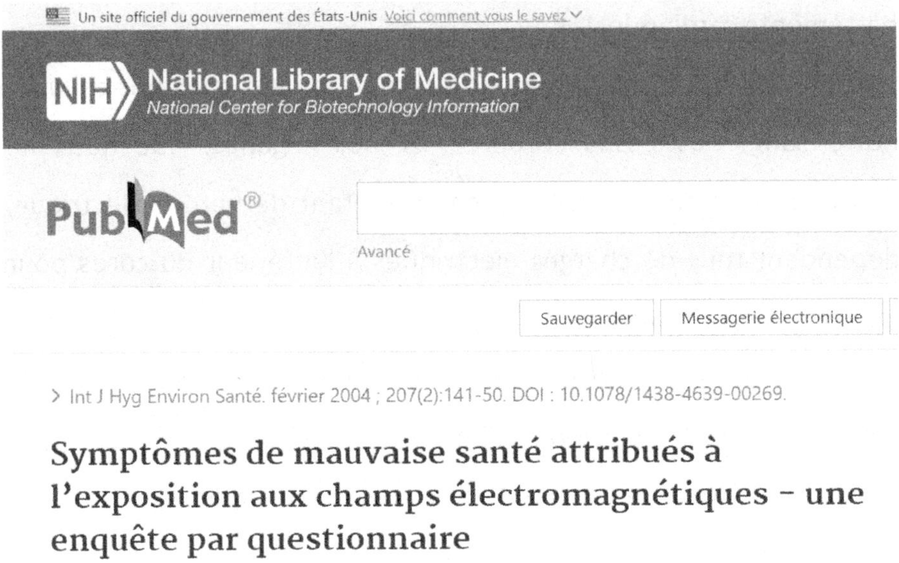
Un site officiel du gouvernement des États-Unis Voici comment vous le savez
NIH National Library of Medicine
National Center for Biotechnology Information
PubMed®
Avancé
Sauvegarder
Messagerie électronique
> Int J Hyg Environ Santé. février 2004 ; 207(2):141-50. DOI : 10.1078/1438-4639-00269.
Symptômes de mauvaise santé attribués à l'exposition aux champs électromagnétiques - une enquête par questionnaire

Nous pouvons lire ici[68].

À partir de juin 2001, des questionnaires de santé ont été distribués aux personnes qui se plaignaient de symptômes de mauvaise santé qu'elles attribuaient à l'exposition aux champs électromagnétiques (CEM).

68 https://pubmed.ncbi.nlm.nih.gov/15031956/

L'objectif de l'enquête était de mieux connaître les angoisses des plaignants, d'obtenir des indications sur les problèmes possibles et sur les mesures à prendre pour les résoudre. L'enquête n'a pas été conçue pour établir une association causale entre l'exposition aux CEM et les symptômes de mauvaise santé.

En un an, 429 questionnaires ont été retournés, dont 394 personnes ont signalé des symptômes.

L'âge moyen des plaignants était de 51,0 ans et 57 % étaient des femmes.

Les plaignants étaient plus âgés, avaient un niveau d'éducation plus élevé et étaient plus susceptibles d'être mariés que la population suisse en général.

Une moyenne de 2,7[69] symptômes différents a été rapportée.

Les troubles du sommeil (58 %), les maux de tête (41 %), la nervosité ou la détresse (19 %), la fatigue (18 %) et les difficultés de concentration (16 %) étaient les plaintes les plus courantes.

Les plaignants ont le plus souvent lié leurs symptômes à l'exposition aux stations de base de téléphonie mobile (74 %), suivies des téléphones mobiles (36 %), des téléphones sans fil (29 %) et des lignes électriques (27 %).

Aucun symptôme distinct lié à une source de terrain spécifique n'a pu être identifié.

[69] Ce nombre date de 2001, en 2021 il était de 5,2

Quatre-vingt-cinq pour cent des personnes qui ont consulté une autorité publique en raison de leurs symptômes n'étaient pas satisfaites de la réponse, alors que la consultation de groupes d'entraide ou d'écologistes du bâtiment a généralement répondu aux attentes.

Les deux tiers des plaignants avaient pris des mesures pour réduire leurs symptômes.

La mesure la plus courante était d'éviter l'exposition si possible.

L'élimination ou la déconnexion des sources intérieures a été jugée comme la mesure la plus efficace.

*

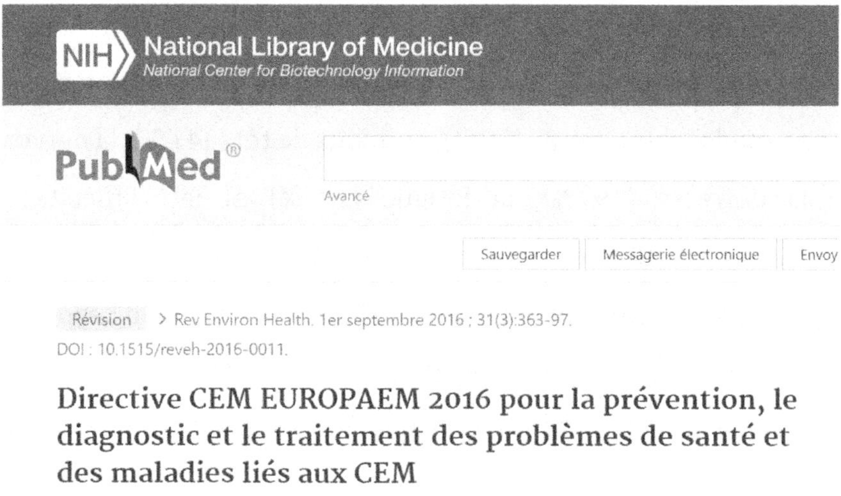
NIH National Library of Medicine
National Center for Biotechnology Information

PubMed®

Avancé

Sauvegarder | Messagerie électronique | Envoy

Révision > Rev Environ Health. 1er septembre 2016 ; 31(3):363-97.
DOI : 10.1515/reveh-2016-0011.

Directive CEM EUROPAEM 2016 pour la prévention, le diagnostic et le traitement des problèmes de santé et des maladies liés aux CEM

Nous pouvons lire ici [70]:

[70] https://pubmed.ncbi.nlm.nih.gov/27454111/

Les maladies chroniques et les affections associées à des symptômes non spécifiques sont en augmentation.

En plus du stress chronique dans les environnements sociaux et professionnels, les expositions physiques et chimiques à la maison, au travail et pendant les activités de loisirs sont des facteurs de stress environnementaux causaux ou contributifs qui méritent l'attention du médecin généraliste ainsi que de tous les autres membres de la communauté des soins de santé.

Il semble maintenant nécessaire de prendre en compte les « nouvelles expositions » comme les champs électromagnétiques (CEM).

Les médecins sont de plus en plus confrontés à des problèmes de santé de causes non identifiées.

Les études, les observations empiriques et les rapports de patients indiquent clairement les interactions entre l'exposition aux CEM et les problèmes de santé.

La susceptibilité individuelle et les facteurs environnementaux sont souvent négligés.

De nouvelles technologies et applications sans fil ont été introduites sans aucune certitude quant à leurs effets sur la santé, soulevant de nouveaux défis pour la médecine et la société.

Par exemple, la question des effets dits non thermiques et des effets potentiels à long terme de l'exposition à de faibles doses n'a guère été étudiée avant l'introduction de ces technologies.

Sources courantes de champs électromagnétiques ou de CEM : Les rayonnements radiofréquences (RF) (3 MHz à 300 GHz) sont émis par les antennes de radiodiffusion et de télévision, les points d'accès Wi-Fi, les routeurs et les clients (par exemple, les smartphones, les tablettes), les téléphones sans fil et les téléphones portables, y compris leurs stations de base, et les appareils Bluetooth.

Des champs électriques (ELF EF) et magnétiques (ELF MF) (3 Hz à 3 kHz) sont émis par le câblage électrique, les lampes et les appareils.

Des champs électriques (EF VLF) et magnétiques (MF) (3 kHz à 3 MHz) sont émis par le câblage électrique, les lampes (par exemple, les lampes fluorescentes compactes) et les appareils électroniques en raison de distorsions de tension et de courant harmoniques.

D'une part, il existe des preuves solides que l'exposition à long terme à certains CEM est un facteur de risque de maladies telles que certains cancers, la maladie d'Alzheimer et l'infertilité masculine.

D'autre part, l'hypersensibilité électromagnétique émergente (EHS) est de plus en plus reconnue par les autorités sanitaires, les administrateurs et les travailleurs sociaux des personnes handicapées, les politiciens, ainsi que les tribunaux.

Nous recommandons de traiter l'EHS cliniquement dans le cadre du groupe des maladies chroniques multisystémiques (CMI), tout en reconnaissant que la cause sous-jacente reste l'environnement.

Au début, les symptômes de l'EHS ne se manifestent qu'occasionnellement, mais avec le temps, ils peuvent augmenter en fréquence et en gravité.

Les symptômes courants de l'EHS comprennent des maux de tête, des difficultés de concentration, des problèmes de sommeil, une dépression, un manque d'énergie, de la fatigue et des symptômes pseudo-grippaux.

Une anamnèse complète, qui doit inclure tous les symptômes et leur apparition en termes spatiaux et temporels et dans le contexte de l'exposition aux CEM, est la clé pour établir le diagnostic.

L'exposition aux CEM est généralement évaluée par des mesures des CEM à la maison et au travail.

Certains types d'exposition aux CEM peuvent être évalués en posant des questions sur les sources de CEM courantes.

Il est très important de tenir compte de la susceptibilité individuelle.

La principale méthode de traitement devrait principalement se concentrer sur la prévention ou la réduction de l'exposition aux CEM, c'est-à-dire la réduction ou l'élimination de toutes les sources d'exposition élevée aux CEM à la maison et sur le lieu de travail.

La réduction de l'exposition aux CEM devrait également être étendue aux espaces publics tels que les écoles, les hôpitaux, les transports publics et les bibliothèques afin de permettre aux personnes atteintes d'EHS une utilisation sans entrave.

Si l'exposition aux CEM est suffisamment réduite, le corps a une chance de récupérer et les symptômes de l'EHS seront réduits ou même disparaîtront.

De nombreux exemples ont montré que de telles mesures peuvent s'avérer efficaces. Pour augmenter l'efficacité du traitement, il faut également tenir compte du large éventail d'autres facteurs environnementaux qui contribuent à la charge corporelle totale. Tout ce qui soutient l'homéostasie augmentera la résilience d'une personne contre la maladie et donc contre les effets néfastes de l'exposition aux CEM.

Il est de plus en plus évident que l'exposition aux CEM a un impact majeur sur la capacité de régulation oxydative et nitrosative chez les personnes touchées.

Ce concept peut également expliquer pourquoi le niveau de sensibilité aux CEM peut changer et pourquoi la gamme de symptômes signalés dans le contexte de l'exposition aux CEM est si large.

D'après nos connaissances actuelles, une approche thérapeutique qui minimise les effets indésirables du peroxynitrite comme cela a été de plus en plus utilisé dans le traitement des maladies multisystémiques - fonctionne mieux.

Cette ligne directrice sur les CEM donne un aperçu des connaissances actuelles sur les risques pour la santé liés aux CEM et fournit des recommandations pour le diagnostic, le traitement et les mesures d'accessibilité de l'EHS afin d'améliorer et de rétablir les résultats de santé individuels ainsi que pour l'élaboration de stratégies de prévention.

*

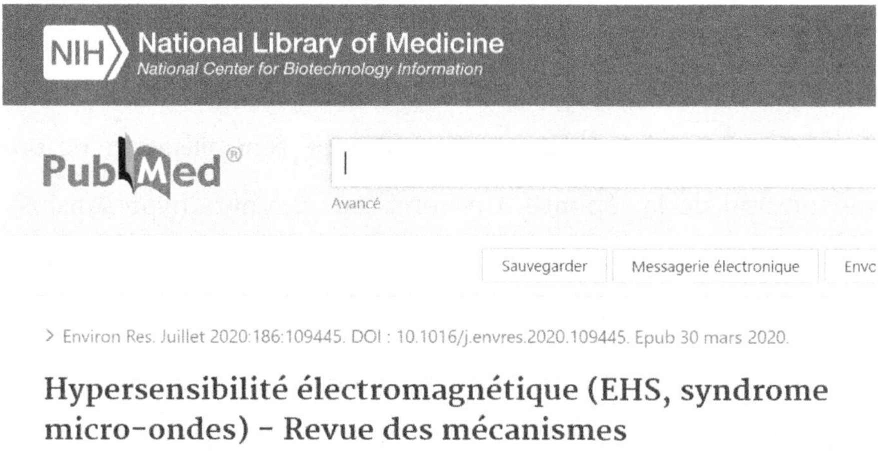
NIH National Library of Medicine
National Center for Biotechnology Information
PubMed®
Avancé
Sauvegarder | Messagerie électronique | Envc

> Environ Res. Juillet 2020:186:109445. DOI : 10.1016/j.envres.2020.109445. Epub 30 mars 2020.

Hypersensibilité électromagnétique (EHS, syndrome micro-ondes) – Revue des mécanismes

Nous pouvons également lire ici[71] .

L'hypersensibilité électromagnétique (EHS), connue dans le passé sous le nom de « syndrome des micro-ondes », est un syndrome clinique caractérisé par la présence d'un large spectre de symptômes multiviscéraux non spécifiques, y compris généralement des symptômes du système nerveux central, qui surviennent à la suite

[71] https://pubmed.ncbi.nlm.nih.gov/32289567/

d'une exposition aiguë ou chronique du patient à des champs électromagnétiques dans l'environnement ou en milieu professionnel.

De nombreuses études ont montré des effets biologiques au niveau cellulaire des champs électromagnétiques (CEM) aux fréquences magnétiques (ELF) et radiofréquences (RF) à des intensités extrêmement faibles.

De nombreux mécanismes décrits pour la sensibilité chimique multiple (MCS) s'appliquent avec modification à l'EHS.

Les expositions répétées entraînent une sensibilisation et une amélioration de la réponse. De nombreux patients hypersensibles semblent avoir des systèmes de détoxification altérés qui sont surchargés par un **stress oxydatif[72] excessif.**

Les CEM peuvent induire des changements dans les cascades de signalisation calcique, une activation significative des processus radicaux libres et une surproduction d'espèces réactives de l'oxygène (ROS) dans les cellules vivantes, ainsi qu'une altération des fonctions neurologiques et cognitives et une perturbation de la barrière hémato-encéphalique.

Les cristaux de magnétite absorbés par la pollution de l'air par combustion pourraient jouer un rôle important dans les effets cérébraux des CEM.

---

[72] « stress oxydatif » désigne le déséquilibre entre la production de radicaux libres et la quantité d'antioxydants disponibles et utilisables par l'organisme.

Les effets des CEM sur le système nerveux autonome pourraient également s'exprimer sous forme de symptômes dans le système cardiovasculaire.

Les autres effets courants des CEM comprennent des effets sur la peau, la microvascularisation, les systèmes immunitaire et hématologique.

Il est conclu que les mécanismes sous-jacents aux symptômes de l'EHS sont biologiquement plausibles et que de nombreuses réponses physiologiques organiques se produisent après l'exposition aux CEM.

Les patients peuvent présenter des symptômes neurologiques, neurohormonaux et neuropsychiatriques par suite d'une exposition aux CEM à la suite de lésions neuronales et de réponses neuronales sursensibilisées.

Des tests de diagnostic plus pertinents pour l'EHS devraient être développés. Les limites d'exposition devraient être abaissées pour se prémunir contre les effets biologiques des CEM.

La propagation des réseaux sans fil locaux et mondiaux devrait être réduite et des réseaux câblés plus sûrs devraient être utilisés au lieu du sans fil, afin de protéger les membres vulnérables du public.

Les lieux publics doivent être rendus accessibles aux personnes électrohypersensibles.

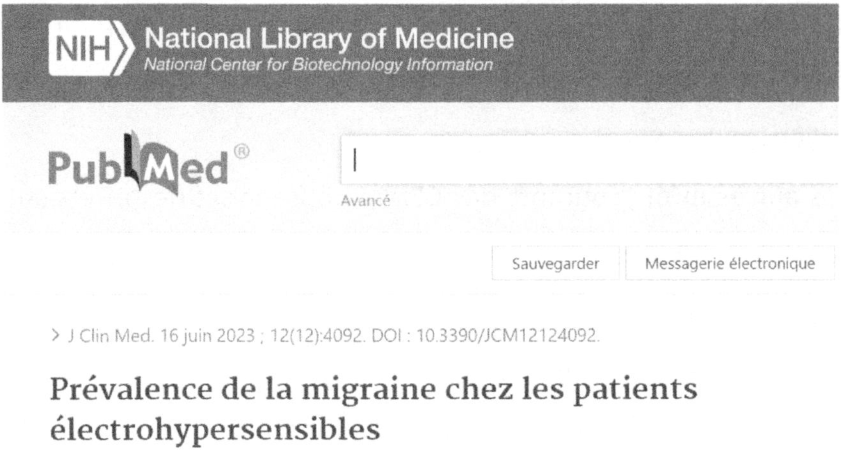

Nous pouvons encore lire ici[73].

Naturellement, il n'y aura pas de publications de recherche sur les découvertes de « La Quinta Columna » est pourtant, elles sont bien réelles.

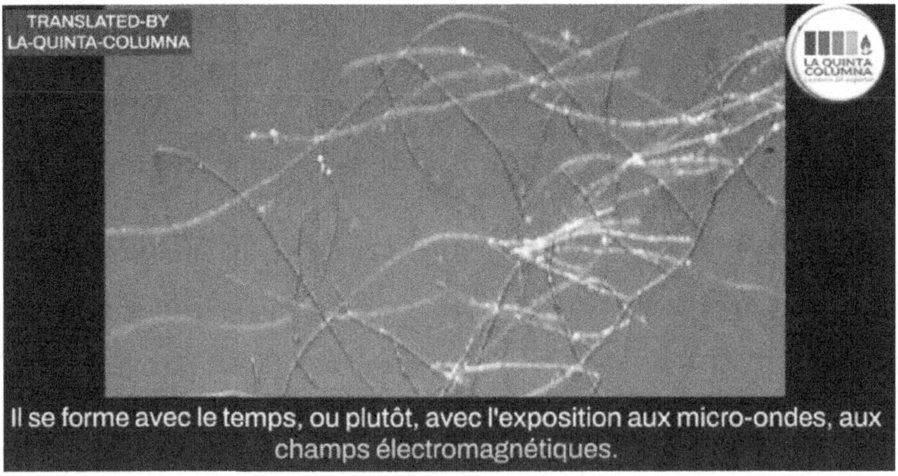

[73] https://pubmed.ncbi.nlm.nih.gov/37373785/

Après avoir analysé de nombreuses publications de recherche du NIH, nous vous proposons une synthèse des différents symptômes résultant d'exposition aux CEM.

Nous avons conçu cette synthèse en tenant compte des critères suivants :

- ✓ **Accumulation** : Les expositions cumulatives peuvent produire des symptômes, ce qui rend ceux d'une exposition chronique plus difficiles à reconnaître que ceux d'une exposition aiguë.
- ✓ **Retard.** Les symptômes peuvent être retardés après une exposition aiguë de quelques heures, voire de quelques jours. On dit que cela devient plus fréquent au fur et à mesure que le patient est sensibilisé.
- ✓ **État diurne**[74]. Les symptômes varient en fonction de l'état diurne du corps de la personne. Le champ électromagnétique endogène d'une personne diminue souvent pendant la journée.
- ✓ **Durée** : Les symptômes individuels peuvent durer plus ou moins longtemps. En tant que groupe, les symptômes peuvent s'aggraver. Ils peuvent s'estomper après deux à 12 mois sans exposition aux rayonnements électromagnétiques (EMR).

[74] besoin non désiré et parfois incontrôlable de dormir dans la journée

- ✓ **Fréquences :** La personne atteinte peut réagir d'abord à une seule fréquence ou source, puis à d'autres (par exemple, d'abord au WiFi, puis aux téléphones portables et aux câbles d'alimentation).
- ✓ **Intensité.** Au fur et à mesure que la maladie progresse, le niveau de sensibilité peut augmenter : une personne peut d'abord ressentir des douleurs à cause d'un téléphone à côté de la tête, puis d'un téléphone à trois mètres.
- ✓ **Similitudes ionisantes.** Des études indiquent que les symptômes de l'exposition aux rayonnements électromagnétiques (non ionisants) sont similaires à ceux des rayonnements radioactifs (ionisants).
- ✓ **Réactions graves** : Les réactions graves peuvent inclure la paralysie, les convulsions, la perte de conscience et les accidents vasculaires cérébraux. Elles peuvent exacerber un problème de santé existant.
- ✓ **Variétés**. Les variations individuelles de la densité tissulaire et osseuse, de l'acidité, de la teneur en sel, de la conductivité cutanée, de la taille, etc., affectent l'absorption. Cela peut être lié à la variété des symptômes

Tableaux de symptômes

	Symptômes auditifs		Symptômes dermatologiques
	Maux d'oreille		Taches brunes de soleil
	Déséquilibre		Sensations de reptation
	Abaissement du seuil auditif		Peau sèche
	Acouphènes		Rougissement du visage
	Symptômes cardiovasculaires		Excroissances et bosses
	Altération du rythme cardiaque		Morsures et piqûres d'insectes
	Douleurs thoraciques		Acné sévère
	Extrémités froides, en particulier les mains et les pieds		Irritation de la peau
	Arythmie cardiaque		Éruptions cutanées
	Hémorragie interne		Picotements de la peau
	Baisse/augmentation de la pression artérielle		Gonflement du visage / du cou
	Saignements de nez		**Symptômes émotionnels**
	Essoufflement		Colère
	Conséquences de la thrombose		Crises d'angoisse
	Symptômes cognitifs		Pleurs
	Confusion		Dépression
	Difficulté à apprendre de nouvelles choses		Sentiment de perte de contrôle
	Discours incohérent (temporaire ou permanent)		Irritabilité
	Manque de concentration		Logorrhée / verbosité
	Désorientation spatiale		Sautes d'humeur
	Troubles de la mémoire à court et à long terme		
	Spoonerismes (erreurs de langage)		

	Symptômes gastro-intestinaux		Symptômes dans les membres locomoteurs
	Altération de l'appétit		Douleurs / engourdissements
	Problèmes digestifs		Crampe/tension dans les bras/jambes/orteils
	Flatulences		Spasmes musculaires
	Intolérances alimentaires		Paralysie musculaire
	Symptômes génito-urinaires		Faiblesse musculaire
	Transpiration/urine malodorante		Douleur aux lèvres/mâchoires/dents
	Urgence urinaire et intestinale		Jambes agitées
	Symptômes neurologiques		Tremblements
	Perte de connaissance, vertiges		**Autres Symptômes physiologiques**
	Symptômes pseudo-grippaux		Menstruation anormale
	Maux de tête		Ongles cassants
	Hyperactivité		Perte de cheveux
	nausées		Démangeaisons du cuir chevelu
	Engourdissement		Redistribution des métaux
	Problèmes de sommeil		Soif/sécheresse des lèvres/ de la langue/des yeux
	Fatigue		**Symptômes ophtalmologiques**
	Symptômes respiratoires		Tremblements/ "tics" des paupières
	Asthme		Troubles de la vision
	Bronchite		Sensation d'irritation
	Toux/irritation de la gorge		Douleur/sensation de grain de sable
	Pneumonie		Pression derrière les yeux
	Sinusite		Yeux brillants
			Sensation de picotement et de
			Sécheresse oculaire

	Symptômes respiratoires		Symptômes sensibilité
	Asthme		Allergies
	Bronchite		Sensibilité aux produits chimiques
	Toux/irritation de la gorge		Sensibilité à la lumière
	Pneumonie		Sensibilité au bruit
	Sinusite		Sensibilité aux odeurs

Nous avons également répertorié dans les tableaux ci-dessous les causes potentielles de ces symptômes.

Votre Fiche d'exposition aux champs électromagnétique (non exhaustive)		
Risque plus élevé **En fonction de la proximité et de la durée d'exposition**	**Risque réduit** **En fonction de la proximité et de la durée d'exposition**	**Risque de sensibilisation** **En fonction des fréquences de sensibilisation et d'autres facteurs**
Personnel	**Personnel**	**Personnel**
Ordinateur(s) portable(s)	Casque Bluetooth + filaires	Smart Watch
Téléphone(s) portable(s)		Obturation au mercure
Tablette(s)		Lunette monture métallique
Puces RFID		Prothèse métallique, plombage dentaire
		Autres personnes retenant EMR (ElectroMagnetic Radiation)
		Eau sur la peau exposée à l'EMR

Votre Fiche d'exposition aux champs électromagnétique (non exhaustive)		
Risque plus élevé **En fonction de la proximité et de la durée d'exposition**	**Risque réduit** **En fonction de la proximité et de la durée d'exposition**	**Risque de sensibilisation** **En fonction des fréquences de sensibilisation et d'autres facteurs**
Habitation	**Habitation**	**Habitation**
Radio-réveils de chevet sur secteur	Alarme numérique	Souris d'ordinateur
Téléphones DECT sans fil	Écrans d'ordinateur	Clavier d'ordinateur
Couverture électrique allumée	Moteur électrique portes de garage	Lampes fluorescentes compactes
Panneaux de fusibles	Certains panneaux solaires	Dispositif de signature de livraison
Plaques à induction et vitro	Sèche-cheveux	Lave-vaisselle
Chargeurs (téléphone..)	Ampoules à économie d'énergie	Cuisinière électrique
Box Internet	Immeuble à proximité	Réfrigérateur
Compteurs intelligents	Interphone	Tubes fluorescents
Bluetooth avec wifi pour Alexa et autres	Câble électrique principal	Imprimantes à jet d'encre
		Chauffages électriques à ventilateur
		Matelas ressorts métalliques
		Micro-ondes
		Fours à micro-ondes
		Ecrans plasma de télévision
		Antennes paraboliques
		Chaîne Hifi
		Chauffage électrique par le sol
		Lave-linge
		Machine à coudre
		Lampes fluorescentes

Votre Fiche d'exposition aux champs électromagnétique (non exhaustive)		
Risque plus élevé **En fonction de la proximité et de la durée d'exposition**	**Risque réduit** **En fonction de la proximité et de la durée d'exposition**	**Risque de sensibilisation** **En fonction des fréquences de sensibilisation et d'autres facteurs**
Proximité < 400 m	**Proximité > 400 m**	**Voisinage**
Antenne téléphonie mobile < 400 m	Armes à énergie dirigée	Utilisation mobile ambiante
Câbles de distribution électrique	Antenne téléphonie mobile > 400 m	Détecteurs de sécurité électroniques
Wifi bureau	Téléphone DECT des voisins	Systèmes auditifs à boucle
WiFi école – McDo, Aéroports	Téléphone mobile des voisins,	Radiofréquences sur câblage (CPL)
Radar d'aérodrome	WiFi des voisins,	Microphones radio
Armes à énergie dirigée	Compteur sans fil des voisins	Radars routiers et GPS
…	Câble électrique souterrain	Certaines voitures électriques
Professionnel	Équipage d'aéronefs	Éclairage public
Ingénieurs informaticiens	Zone WiFi (hôtel, magasins..)	Poubelles métalliques publiques coniques
Conducteur trains / camion électrique	communication sans fil (WiMax)	**Zone**
Soudeurs électriques	Portique de contrôles	Radar au sol
Travailleurs du secteur de l'électricité	Émetteur radio < 2 km	
Militaires (armes, radars,…)	Émetteur TV < 2 km	
Artiste avec micro-radio	Émission d'ondes par satellite	
Graveur au plasma	**Transports**	
Scelleur de chaleur par induction RF	Avions	
Installateur WiFi	Voiture / Bus / Vélo électriques	
Ouvrier de machines à coudre	Trains électriques	
Travailleur sur les mâts de radio / TV / téléphone	Trottinette électrique	
Individu sous surveillance par micro-ondes	Skateboard électrique	

Voyage à travers les ondes... vous rentrez du travail...(nous supposerons que vous n'avez pas utilisé votre téléphone cellulaire)

Imaginez...

Vous avez utilisé votre voiture ou le train / métro pour rentrer chez vous.

La plupart des formes de déplacement motorisé comportent le risque d'exposition à des champs électromagnétiques importants dans la gamme des fréquences extrêmement basses (ELF).

Ce rayonnement n'est pas lié à la fréquence électrique du réseau mais plutôt à la vitesse des composants mécaniques et électriques, tels que le moteur et l'alternateur.

Il y a beaucoup plus d'équipements électroniques dans les voitures modernes, y compris les systèmes de gestion du moteur, les équipements audios, les alternateurs haute capacité, les sièges chauffants électriquement, les systèmes de communication Bluetooth et même les panneaux solaires.

La solution ?

Utiliser une moto ?

La plupart de ces éléments s'appliqueront également aux motocyclettes, mais les composants générant le rayonnement électromagnétique sont encore plus proches du pilote et du passager. Ils seront donc soumis à des CEM plus intenses, en particulier dans la région entre leurs jambes. Hmmm, pas un bon endroit pour être irradié.

Vous utilisez les transports en commun.

Chouette, il y a tout autour de vous des personnes avec leur téléphone portable.

Vous rayonnez, mais personne ne le voit.

Vous vous dites alors, vive la trottinette électrique... Mince.

Rien ne vaut la marche à pied.

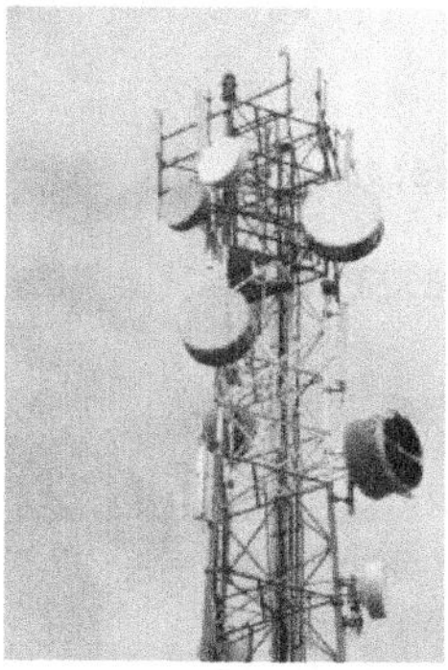

Non loin de votre habitation principale, de votre entreprise ou de votre école, du/des boutiques que vous fréquentez, ou tout simplement la forêt ou les champs que vous parcourez pour vous détendre se trouve une antenne cellulaire (souvent appelée Antenne 5G).

Risques pour la santé des tours cellulaires

Les tours cellulaires sont les stations de base qui contrôlent la communication par téléphone cellulaire (ou mobile). Le terme « site cellulaire » peut également être utilisé pour inclure toutes les tours de téléphonie cellulaire, les mâts d'antenne et autres formes de stations de base.

Chaque tour de téléphonie cellulaire dessert une petite zone autour d'elle, appelée cellule. Les fournisseurs de services se démènent pour améliorer leur couverture et servir plus d'utilisateurs, ils doivent donc continuer à construire plus de sites cellulaires.

L'augmentation du trafic de téléphones cellulaires contribue également à la densité des tours cellulaires.

Lorsqu'une cellule devient trop occupée, une solution fréquente consiste à la diviser en cellules plus petites, qui nécessitent alors plus de sites cellulaires.

Les sites cellulaires peuvent prendre la forme d'un mât ou d'une tour, mais peuvent aussi être déguisés, dans certains cas, afin qu'ils ne puissent pas être discernés visuellement du tout.

Vous constaterez peut-être les « arbres » camouflés, mais peut-être pas les sites cellulaires au sommet des bâtiments, ressemblant à des haut-parleurs allongés.

Vous ne remarquerez probablement pas les sites cellulaires installés autour des cheminées, des clochers d'église, voire des mâts de drapeau, de feux tricolores, sur les châteaux d'eau, eau que vous boirez et qui soit dit en passant récupère les ondes.

Nous avons même vu un petit site cellulaire installé sur le mur d'une maison privée. Il ne fait aucun doute que le propriétaire percevait une location utile et qu'il avait probablement été protégé des radiations, mais pas ses voisins.

Lorsqu'une station de base est installée au sommet d'un bâtiment où les gens vivent ou travaillent, ces personnes ignorent généralement qu'il y a un site cellulaire à proximité et des niveaux élevés de rayonnement auxquels elles sont soumises chaque jour.

Une étude humaine (Kempten West) en 2007 a mesuré les taux sanguins de sérotonine et de mélatonine (hormones importantes impliquées dans les messages cérébraux, l'humeur, la régulation du sommeil et le fonctionnement du système immunitaire) avant et cinq mois après l'activation d'un nouveau site cellulaire.

Les tours cellulaires peuvent-elles causer le cancer ?

Une étude réalisée par des médecins de la ville allemande de Naila a suivi 1000 résidents qui vivaient dans une zone autour de deux tours de téléphonie cellulaire depuis 10 ans. Au cours des 5 dernières années de l'étude, ils ont constaté que ceux qui vivaient à moins de 400 mètres de l'une ou l'autre tour avaient un taux de cancer nouvellement diagnostiqué trois fois plus élevé que ceux qui vivaient plus loin.

Le cancer du sein était en tête de liste, mais les cancers de la prostate, du pancréas, de l'intestin, de la peau (Mélanome), des poumons et du sang étaient tous en augmentation. Visible ici[75].

Très peu d'études se sont spécifiquement concentrées sur le risque de cancers provoqués par tours de téléphonie cellulaire.

Ce manque d'études est en soi une source d'inquiétude, d'autant plus que les preuves anecdotiques sont nombreuses.

[75] https://emwatch.com/wp-content/uploads/2013/11/Naila_study.pdf

Par exemple, dans une affaire connue sous le nom de « Towers of Doom », deux mâts de téléphonie cellulaire ont été installés (en 1994) sur un immeuble d'appartements de cinq étages à Londres.

Les résidents se sont plaints de nombreux problèmes de santé dans les années suivantes. Sept d'entre eux ont reçu un diagnostic de cancer. Le taux de cancer des résidents du dernier étage (les plus proches de la tour) était 10 fois supérieur à la moyenne nationale. Plus d'informations. Visible ici[76].

Si les tours de téléphonie cellulaire causent le cancer, on pourrait s'attendre à ce qu'il se produise après plusieurs années d'exposition, car les dommages causés par l'exposition aux rayonnements s'accumulent avec le temps. Le cancer ne survient que lorsque toutes les défenses de l'organisme et les mécanismes de réparation ont été épuisés et dépassés.

Distance de sécurité des tours cellulaires

Il est difficile de prédire la quantité de rayonnement que vous subirez dans votre maison ou votre lieu de travail.

Différents sites cellulaires émettent différentes quantités de rayonnement. Les niveaux de rayonnement d'un seul site cellulaire varient également en fonction de l'utilisation à différents moments de la journée.

76 https://www.standard.co.uk/hp/front/orange-to-remove-mobile-mast-from-tower-of-doom-where-cancer-rate-has-soared-7299925.html

Le rayonnement d'une seule tour cellulaire peut être différent dans différentes directions.

Les radiations sont également affectées par la configuration du terrain, ainsi que par le blindage et les réflexions des bâtiments.

Et enfin, la construction de votre maison affecte sa résistance aux radiofréquences.

Il peut également arriver que la tour cellulaire que vous connaissez dans votre quartier ne soit pas en fait le site cellulaire le plus proche de votre maison. Les sites cellulaires sont souvent déguisés. Et de nombreuses unités sont beaucoup plus petites que les anciennes tours familières (mais pas nécessairement moins puissantes) et installées dans des endroits inattendus.

Commencez donc par vérifier soigneusement votre région, pour trouver tous les sites cellulaires. Utilisez ensuite une carte pour calculer la distance entre chaque site cellulaire et votre maison.

Si vous êtes toujours inquiet, essayez de vous procurer un gaussmètre RF (radiofréquence) conçu pour mesurer le rayonnement électromagnétique dans la gamme des fréquences des téléphones portables (micro-ondes).

Tour de téléphonie cellulaire – Protection individuelle

Si vous êtes toujours préoccupé par le rayonnement des tours cellulaires, voici certaines choses que vous pouvez faire.

- ✓ Passez moins de temps dans des pièces où vous pouvez voir la tour depuis une fenêtre. Les pièces situées de l'autre côté de la maison par rapport à la tour auront généralement des niveaux de CEM inférieurs.
- ✓ Procurez-vous un compteur de radiofréquence électromagnétique et mesurez les niveaux de rayonnement dans différentes parties de votre maison. (La mesure avec un compteur approprié est le seul moyen sûr de savoir combien de rayonnement vous recevez à un endroit particulier.)
- ✓ Envisagez un blindage pour réduire les champs électromagnétiques des tours cellulaires. Vous pouvez être également protégé avec un film spécial pour fenêtres, un rideau en treillis métallique, une peinture anti-EMF et une feuille métallique dans le toit.
- ✓ **Les CEM sont cumulatifs.** Vous ne pouvez pas contrôler le rayonnement provenant de la tour cellulaire, mais faites ce que vous pouvez pour réduire les CEM provenant d'autres sources. Les gens s'inquiètent des CEM des tours cellulaires à 150 mètres de distance de leur habitation mais oublient le radio-réveil à seulement 45 centimètres de leur tête.

Voyage à travers les ondes… enfin à la maison / appartement

La plupart des CEM que les gens ressentent à la maison ne proviennent PAS de sources externes (lignes électriques, sous-stations électriques, tours de téléphonie cellulaire et autres) mais d'équipements électriques et d'appareils de transmission radio à l'intérieur de leur habitation. Exemples :

- ✓ Une Cuisine équipée comprenant une plaque électrique, un lave-vaisselle, un four à micro-ondes, un grille-pain, et naturellement un bel éclairage et un radiateur électrique ;
- ✓ Une pièce de vie où se trouvent, de multiples éclairages, un téléviseur et sa télécommande, la Box pour la Wifi, un appareil pour écouter la musique et deux radiateurs électriques ;
- ✓ Une chambre à coucher avec éclairage avec un radiateur électrique et un radio-réveil ;
- ✓ Une salle de bain avec radiateur, rasoir électrique, brosse à dents, sèche-cheveux ;
- ✓ Une pièce de rangement avec éclairage, où l'on trouve une machine à laver, un sèche-linge, un chauffe-eau (cumulus), l'aspirateur et un chauffage électrique d'appoint ;
- ✓ Un bureau où se trouve un ordinateur une imprimante, une lampe et un radiateur électrique ;
- ✓ Le câblage domestique ;

✓ Un compteur électrique

Vérifiez les CEM en commençant par tester la polarité de vos prises électriques ?

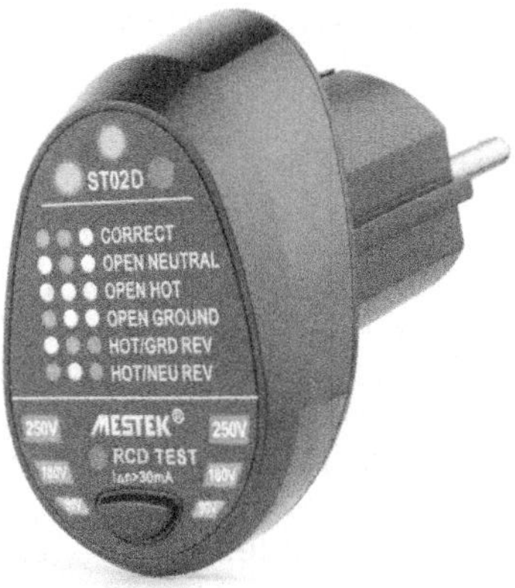

Un testeur de prise électrique peut détecter si le fil neutre, le fil sous tension et le fil de terre sont correctement connectés et indiquer quel fil manque avec un motif lumineux clair.

*

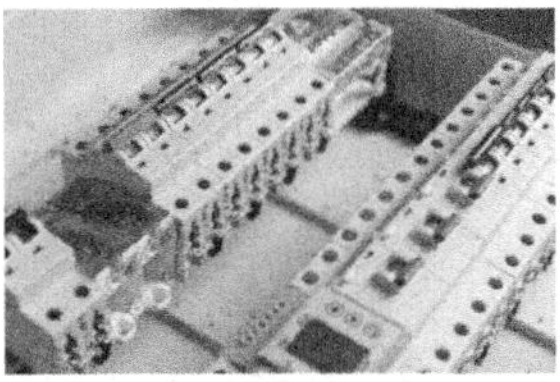

Ne pas oublier que le coffret de disjoncteurs émet un champ électromagnétique.

Les différentes fréquences ont des « qualités » de pénétration diverses. Le rayonnement à basse fréquence ne rebondit pas sur les murs ou les sols, il passe simplement à travers. En fait, il pénétrera n'importe quoi, brique, métal, béton sans aucun problème. Rien ne bloque les CEM à basse fréquence.

Le rayonnement radiofréquence est bloqué par de nombreux matériaux. Un mur de briques épais arrêtera la majeure partie, une tôle l'arrêtera complètement.

*

Les champs électromagnétiques s'affaiblissent avec la distance

Tous les champs électromagnétiques s'affaiblissent avec l'augmentation de la distance, mais avec les champs électromagnétiques à basse fréquence, ils s'affaiblissent très rapidement. C'est important car cela signifie que vous pouvez souvent vous protéger contre les CEM à basse fréquence en vous en éloignant un peu plus.

Même quelques centimètres peuvent faire une grande différence avec un équipement électrique domestique.

*

Tous les appareils électriques, outils électriques, ordinateurs, moteurs, chargeurs, téléviseurs, etc. émettent des CEM à basse fréquence.

Les petits appareils électroménagers peuvent produire de gros champs électromagnétiques. Par exemple, la plupart des chargeurs de batterie ont un punch puissant. **Cela inclut votre chargeur de téléphone portable.**

Les gros appareils électroménagers, tels que les réfrigérateurs, peuvent créer une petite ou une grande force électromagnétique. Les fours, les cuisinières, les radiateurs électriques et les machines à laver en produisent généralement le plus.

Un rasoir électrique vous fait rayonner, celui à main non.

*

La règle d'or ici est de les déconnecter lorsqu'ils ne sont pas utilisés.

Pensez aux appareils électriques qui polluent votre maison avec des CEM en ce moment.

Les utilisez-vous réellement ?

Vos téléphones numériques, votre Wi-Fi, vos ordinateurs et vos imprimantes bavardent-ils les uns avec les autres pendant que vous dormez. Non !

Alors, éteignez-les !

*

Procurez-vous un compteur de Champs Electromagnétiques (CEM).

Les gens ont naturellement beaucoup de mal à s'inquiéter de quelque chose qu'ils ne peuvent pas voir ou sentir, et qui ne semble pas leur faire de mal.

Le meilleur conseil que je connaisse pour réduire votre exposition aux CEM est de vous procurer un compteur EMF. Lorsque vous voyez votre compteur réagir aux radiations dans votre maison, cela devient soudainement beaucoup plus réel.

Vous pourrez constater l'effet d'allumer divers appareils, de les éteindre ou de vous déplacer d'un endroit à un autre de votre maison.

Voyage à travers les ondes... avec votre téléphone cellulaire...

Imaginez que vous passez 30 minutes par jour avec votre téléphone portable. C'est 10 950 minutes pour une année de 365 jours, de rayonnement de téléphone portable. Notre bon sens nous dirait que cette quantité de rayonnement, appliquée à bout portant, doit avoir un effet sur nos cellules cérébrales. Comme souvent, la science est d'accord avec notre bon sens. Les radiations des téléphones portables ne sont pas bonnes pour nous.

Une autre bonne nouvelle : Les chargeurs de téléphones portables émettent des CEM à basse fréquence. Lorsque vous branchez votre téléphone sur son chargeur, le chargeur peut émettre des CEM basse fréquence sur une courte distance.

En résumé, si vous faites partie des personnes qui enregistrent 10 950 minutes de rayonnement de téléphone portable chaque année, directement sur le côté de votre tête et en plus chargent leur téléphone allumé non loin d'elles : de **mauvaises nouvelles vous attendent.**

Des rapports récemment publiés indiquent que les rayonnements des téléphones portables peuvent causer des problèmes de santé tels que :

- ✓ Leucémie ;
- ✓ Cancer du cerveau ;
- ✓ Dommages cutanés ;
- ✓ Lésion cérébrale ;
- ✓ Augmentation de la pression artérielle ;
- ✓ Dommages à l'ADN ;
- ✓ Anomalies du sperme ;
- ✓ Fertilité réduite ;
- ✓ Cancer des glandes salivaires ;
- ✓ Problèmes psychologiques ;

Des maladies aussi graves nécessitent généralement une exposition à long terme aux rayonnements.

Les dommages se produisent chaque minute où vous êtes exposé aux radiations des téléphones portables, mais il faut beaucoup de temps (généralement des années) pour que le corps soit totalement pollué.

Que devrions-nous faire ?

Nous devons acquérir de nouvelles habitudes et maintenir notre exposition aux rayonnements des téléphones portables et leurs chargeurs à des niveaux qui n'affectent pas notre santé.

Les téléphones portables émettent des niveaux élevés de radiofréquences, en particulier lorsque vous les utilisez pour parler, envoyer des SMS ou accéder à Internet.

Vous devez également savoir que **même lorsque vous n'utilisez pas le téléphone, il émet toujours des radiations périodiquement car il reste en contact avec la tour cellulaire la plus proche** : « Je suis là.. Je suis là... Je suis là » émet-il.

Conseils de base pour minimiser les radiations des téléphones portables

- ✓ Chaque fois que vous avez le choix, utilisez un téléphone filaire ordinaire (ligne fixe).
- ✓ Envoyez et recevez des messages texte de préférence aux appels téléphoniques.
- ✓ Évitez d'appeler quelqu'un sur son téléphone portable si vous pouvez le contacter sur une ligne fixe à la place.
- ✓ Lorsque vous devez appeler sur un téléphone portable, ayez une conversation courte.
- ✓ Gardez votre téléphone éteint la plupart du temps. Allumez-le uniquement pour collecter des messages et répondre.

Comment parler / écouter en toute sécurité avec votre téléphone portable

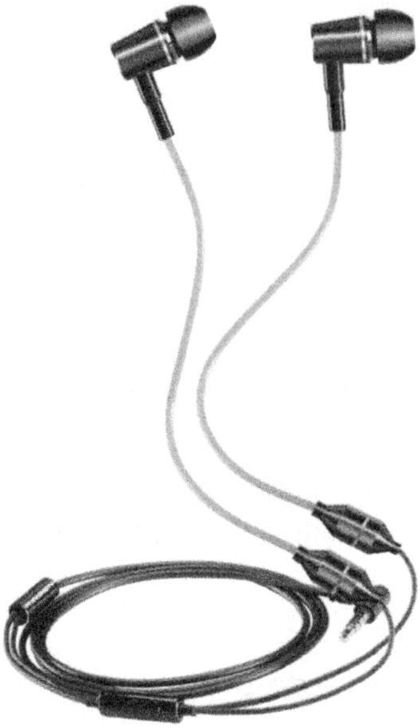

Pour une meilleure protection contre les radiations pour téléphone portable, procurez-vous un casque à tube d'air (alias acoustique). Voici un exemple sur Amazon[77].

Nous confirmons ici que n'avons aucun intérêt de quelque nature que ce soit avec Amazon.

Un casque à tube d'air n'a que des connexions de tube d'air à l'écouteur, **pas de fils**.

Les tubes d'air délivrent le son plutôt que les fils. Les haut-parleurs stéréo sont enfermés dans des boîtiers de haut-parleurs à une distance de sécurité des oreilles, pour offrir un son cristallin via des tubes d'air. Avec un casque filaire normal, les fils du casque agissent comme une antenne, conduisant une partie du rayonnement du téléphone vers notre oreille (et notre cerveau).

*

77 https://www.amazon.com/gp/product/B071GNN6K7/ref=as_li_tl?ie=UTF8&camp=1789&creative=9325&creativeASIN=B071GNN6K7&linkCode=as2&tag=emw07-20&linkId=04f0fe985f031b5af9956e85cfb85492

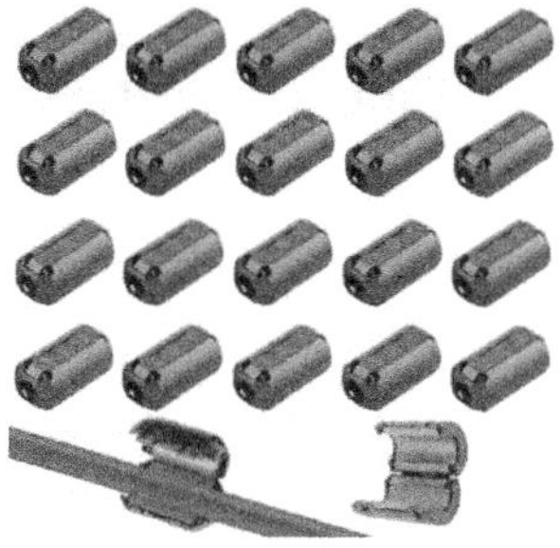

Vous pouvez encore améliorer cette solution en fixant une perle de ferrite à l'extérieur du fil du casque.

En effet, la perle de ferrite empêche sélectivement les radiofréquences de remonter le long du fil du casque, tout en laissant passer les signaux sonores (électriques). La ferrite antiparasite est un choix idéal pour divers câbles, tels que le câble de souris, le clavier, les écouteurs, les imprimantes, les ordinateurs, les téléviseurs, l'alimentation, le câble USB, le téléphone, le câble AV, HDMI, VGA, DVI, etc. Les noyaux de ferrite sont peu coûteux et peuvent également être trouvés sur Amazon ici[78].

Les casques Bluetooth peuvent être meilleurs que les casques filaires non équipés d'une perle de ferrite.

Bien qu'un casque Bluetooth émette des radiations, elles sont plus faibles que celles de notre téléphone portable (le signal n'a qu'à atteindre le téléphone, pas la tour cellulaire).

78 https://www.amazon.fr/dp/B08ZSGFPTN/ref=sspa_dk_detail_1?psc=1&pd_rd_i=B08ZSGFPTN&pd_rd_w=kz0G3&content-id=amzn1.sym.a65583b8-36db-4b44-b29e-88a5ed95007c&pf_rd_p=a65583b8-36db-4b44-b29e-88a5ed95007c&pf_rd_r=CDNC3V257XZHNC8RTT8H&pd_rd_wg=PnUXr&pd_rd_r=f81c107d-d71a-4763-b79d-c45428c0251b&s=industrial&sp_csd=d2lkZ2V0TmFtZT1zcF9kZXRhaWw

Les avantages d'un casque Bluetooth l'absence de fils avec lesquels tâtonner et la possibilité de placer le téléphone portable complètement hors de portée.

*

Une autre alternative consiste à utiliser le haut-parleur, si vous en avez un.

Vous pourrez ainsi tenir votre téléphone à plusieurs centimètres de votre oreille. Cela peut réduire de 20 à 60 fois son intensité du rayonnement à votre oreille !

Si vous ne pouvez pas éviter d'avoir une longue conversation avec un téléphone portable à côté de votre oreille, il peut être utile de changer d'oreille toutes les deux ou trois minutes. Ce n'est pas recommandé comme stratégie pour une utilisation sûre du téléphone portable, mais simplement comme mesure d'urgence.

*

Transporter son téléphone cellulaire en toute sécurité

- ✓ Lorsque vous transportez un téléphone cellulaire, gardez-le aussi loin que possible de vous. Les sacs à main et les porte-documents sont mieux que les poches ;
- ✓ Si vous transportez un téléphone dans votre poche, éteignez-le d'abord (ou en mode avion - voir ci-dessous) ;
- ✓ Utilisez une pochette anti-radiations pour téléphone portable, avec la protection des deux côtés. Le téléphone est toujours capable de communiquer avec la tour, mais vous serez protégé de la plupart des radiations.
- ✓ Ne dormez jamais avec votre téléphone portable ! Gardez-le loin du lit ou placez-le en mode avion, mieux éteignez le. N'oubliez pas ce que nous avons écrit à propos du chargeur

Mode avion, Mode autonome, Mode hors ligne

Ces termes signifient tous la même chose. Lorsqu'il est activé dans ce mode, le téléphone ne tentera pas d'entrer en contact avec un réseau cellulaire, un réseau Wi-Fi ou un appareil Bluetooth.

Vous ne pourrez pas recevoir d'appels ou de messages en mode avion, donc pas de risque de rayonnement.

Oui mais, si vous utilisez des applications (jeux) « hors lignes » en mode avion, votre téléphone émettra tout de même des CEM à basse fréquence.

Minimiser les radiations des téléphones portables pendant la conduite

- ✓ L'utilisation d'un téléphone dans un espace clos tel qu'une voiture (ou au fond d'un bâtiment) amène le téléphone à renforcer la puissance de son signal pour maintenir le contact avec la tour. Les téléphones cellulaires travaillent fort pour maintenir le contact avec le réseau lorsque vous voyagez, *Il crie plus fort « Je suis là... Je suis là.*
- ✓ Les radiations des téléphones portables rebondissent à l'intérieur de n'importe quel boîtier métallique tel qu'une automobile, augmentant votre exposition et celle de tous les autres passagers. Il en va de même dans les bus et les trains.
- ✓ La meilleure stratégie consiste à éteindre votre téléphone portable (ou à sélectionner le mode avion) lorsque vous entrez dans un véhicule.

Le rayonnement du téléphone portable est ÉLEVÉ lorsque la force du signal est FAIBLE

- ✓ Lorsque votre téléphone affiche une faible puissance de signal, il doit travailler plus fort. *Il crie encore plus fort « Je suis là... Je suis là.* Les niveaux de radiation seront donc élevés.
- ✓ Si possible, évitez de passer des appels lorsque la puissance du signal (comme indiqué sur votre téléphone) est faible.

Téléphones portables à faible rayonnement

Lors de l'achat d'un téléphone portable, tenez compte du DAS (Débit d'Absorption Spécifique) prévu de votre téléphone. Nous avons constaté qu'il variait considérablement.

Il existe une limite légale (1,6 watts par kg aux États-Unis et 2,0 watts par kg en Europe).

Il s'agit du niveau de rayonnement maximal auquel vous pouvez être soumis lorsque vous utilisez votre téléphone.

Cependant, il s'agit d'un système de notation très imparfait.

La valeur DAS indique la valeur maximale du téléphone. Mais un téléphone avec un DAS élevé pourrait normalement fonctionner avec des émissions inférieures à celles d'un téléphone avec un faible DAS. Ainsi, un téléphone à faible DAS n'est pas nécessairement meilleur pour votre santé. Ne comptez pas sur un téléphone de mauvaise qualité pour vous protéger des radiations.

Dispositifs de radioprotection des téléphones cellulaires

Méfiez-vous des vendeurs qui proposent des disques, des bijoux ou d'étranges gadgets pour réduire votre absorption des rayonnements des téléphones portables.

S'ils ne peuvent pas démontrer un effet CEM réduit – avec un compteur CEM – alors il n'y en a pas !

Ne tombez pas dans le piège de l'apaisement des CEM, de la résonance des CEM.

Revenons au fameux brevet « Systèmes et procédés pour créer secrètement des effets nocifs sur la santé des sujets ».

Ne nous leurrons pas, ce n'est pas la *énième* commission sur le terrorisme sanitaire. La preuve, le brevet secret est toujours publié, à ce jour, sur le site de l'administration américaine.

C'est donc à l'homme de s'adapter, comme il a su le faire depuis plus de 3 milliards d'années sur Terre.

Et la solution était justement la Terre...

Le long de la plage, vous ressentez souvent un sentiment de bien-être particulier, simplement en étant en contact physique direct avec la Terre.

Certains professeurs de pratiques anciennes telles que le yoga et le qi gong recommandent que tous les exercices soient effectués pieds nus sur la terre.

L'importance du contact pieds nus avec la Terre est connue depuis l'Antiquité.

Les anciens amérindiens en ont discuté dans leurs récits traditionnels : Il était bon pour la peau de toucher la Terre nue, et les personnes âgées aimaient enlever leurs mocassins et marcher pieds nus sur la Terre sacrée... Ils se sont assis sur le sol avec le sentiment d'être proches d'un pouvoir maternel... le sol était apaisant, fortifiant, nettoyant et cicatrisant.

Tout au long de l'histoire, les humains marchaient principalement pieds nus ou avec des chaussures en peau d'animal (mocassins).

Ils dormaient à même le sol ou sur des peaux d'animaux.

Par contact direct ou par contact avec des peaux d'animaux perméables à la transpiration et conductrices d'électricité utilisées comme chaussures ou matelas de sol, les électrons libres abondants du sol ont pu pénétrer dans leur corps, qui est électriquement conducteur. Grâce à ce mécanisme, chaque partie du corps peut s'équilibrer avec le potentiel électrique de la Terre, stabilisant ainsi l'environnement électrique de tous les organes, tissus, cellules et molécules, et fournissant un ingrédient clé nécessaire au fonctionnement du système immunitaire.

Le mode de vie moderne a de plus en plus séparé les humains du contact avec le champ électrique terrestre et les électrons libres.

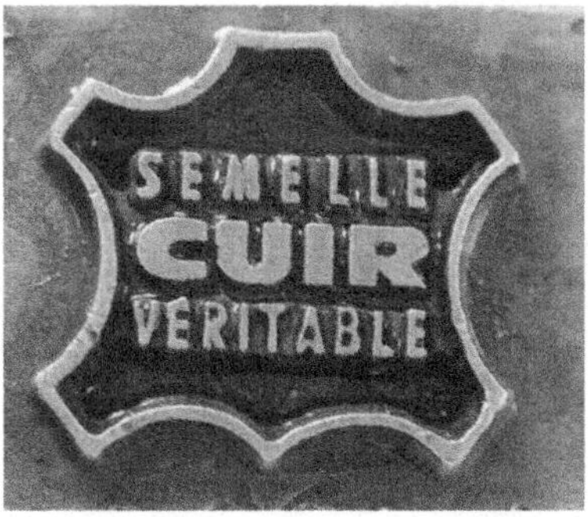

Au début des années 1950, environ 95 % des chaussures avaient des semelles en cuir.

Le cuir est un matériau qui conduira les électrons s'il est humide, comme par l'inévitable transpiration des glandes sudoripares de la plante des pieds.

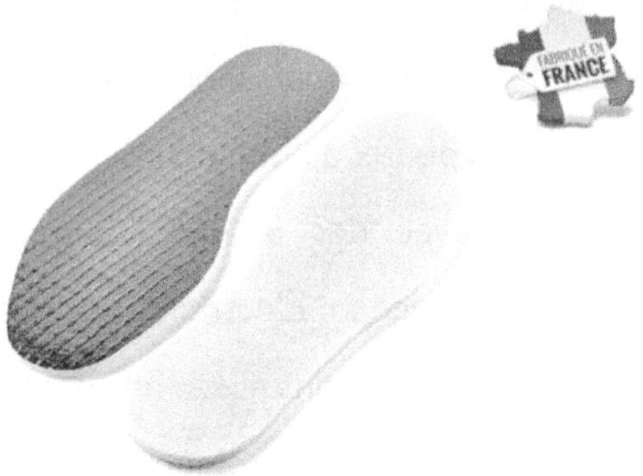

Cinquante ans plus tard, 95 % des chaussures avaient des semelles isolantes, principalement en matériaux synthétiques ou composites, des isolants électriques qui déconnectent complètement le porteur de la Terre.

Le contact de la peau avec la surface de la Terre est devenu rare.

De toute évidence, nous ne dormons plus et ne marchons plus directement sur le sol comme nous le faisions autrefois.

De plus, nos maisons ont des planchers en bois ou en acrylique qui sont également isolants.

Même les tapis sont fabriqués à partir de matériaux synthétiques non conducteurs qui peuvent provoquer une accumulation de charges électriques statiques nocives sur notre corps.

Le corps humain est un conducteur d'électricité et la Terre aussi.

Le corps humain est un conducteur d'électricité, tout comme la Terre. « Mis à la Terre » signifie que notre corps est connecté à la surface de la Terre et à son abondante réserve d'électrons.

Il s'agit d'une condition naturelle dans laquelle les électrons de la terre se propagent sur et dans notre corps, stabilisant notre environnement électrique interne.

« Mis à la terre » signifie que notre corps est couplé par conduction ou électriquement couplé à la surface de la terre et à son abondante réserve d'électrons.

Amenez la Terre à vous

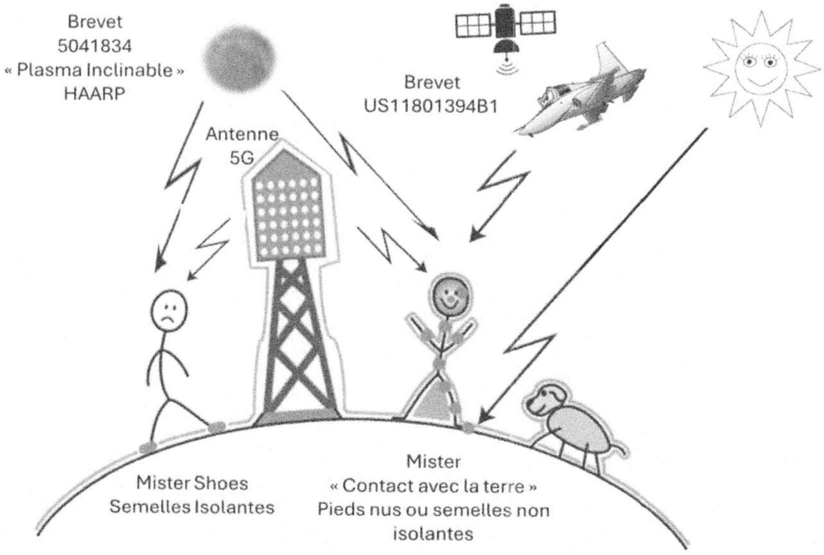

Un certain nombre de technologies ont été développées qui pourraient simplement et commodément apporter les avantages de la connexion avec la terre dans la maison ou un autre bâtiment.

Il s'agit notamment de draps de mise à la terre conducteurs pour le lit (nous en reparlerons), de coussinets de mise à la terre sous les pieds ou les poignets lorsque vous travaillez avec un ordinateur et de bracelets qui peuvent être portés autour du poignet, des chevilles ou de la poitrine.

Des tongs et des chaussures de mise à la Terre relient les personnes à la terre pendant la journée lorsqu'elles marchent.

Ces chaussures ont un bouchon conducteur pour permettre aux électrons de pénétrer dans le corps.

Les utilisateurs de ces produits rapportent une variété d'avantages allant de l'amélioration du sommeil à la réduction ou à l'élimination des arythmies cardiaques.

Exemples

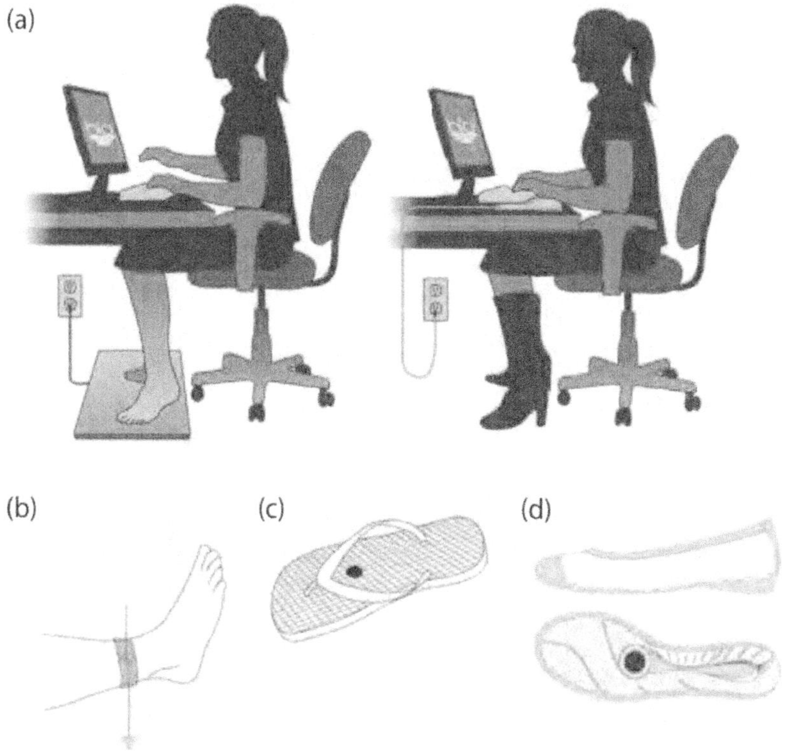

Solutions pour amener la mise à la terre dans la maison ou le bureau.

(a) Tapis de mise à la terre sous les pieds ;

(b) Sangle conductrice pour la cheville ou le poignet. ;

(c) Tongs de mise à la terre avec fiche conductrice ;

(d) Ballerine pour femmes avec prise de terre.

Le parapluie protecteur du champ électrique naturel de la Terre

La physique nous enseigne que lorsque deux objets conducteurs avec un potentiel électrique différent se touchent, il y a un transfert de charge pratiquement instantané de sorte que les deux objets s'équilibrent au même potentiel électrique.

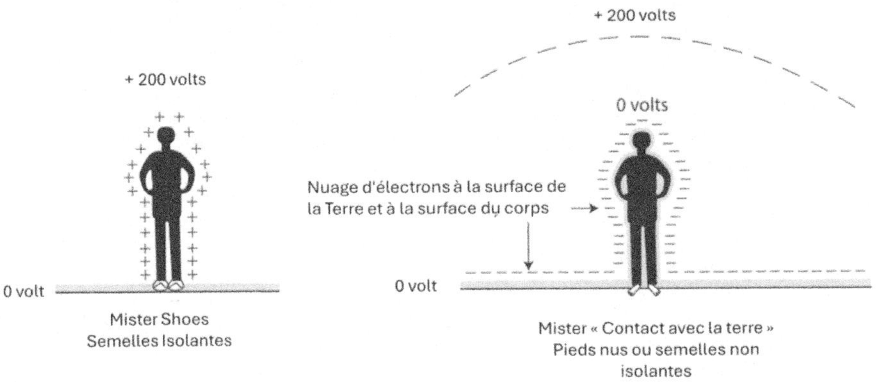

La surface de la Terre a une abondance d'électrons qui lui donnent une charge électrique négative.

Imaginez (image de gauche) que vous êtes dehors par temps clair, avec des chaussures à semelles isolantes (c'est comme si vous étiez debout sur un plancher de bois ou de vinyle ou de l'asphalte).

Les physiciens le savent, il y a une charge électrique d'environ 200 volts entre la Terre et le sommet de votre tête.

Imaginez maintenant que vous êtes dehors, pieds nus ou avec des chaussures à semelles conductrices (en cuir par exemple). Tout votre corps sera en contact électrique avec la surface de la Terre.

Comme votre corps est un relativement bon conducteur, votre peau et la surface de la Terre forment une surface chargée continue avec le même potentiel électrique.

Remarquez dans le schéma de droite que la zone chargée est poussée vers le haut et loin de votre tête si vous êtes mis à la Terre.

Tout objet en contact direct avec la Terre – une personne, un chien, un arbre crée cet effet de protection appelé « parapluie » protecteur du champ électrique naturel de la Terre ».

Ce phénomène de protection se produit également à l'intérieur de votre maison ou de votre bureau si vous êtes connecté à la Terre avec un dispositif de mise à la Terre.

Et si nous retrouvions une bonne nuit de sommeil, loin de toutes ces ondes maléfiques ? (pour ceux dont l'habitation le permet)

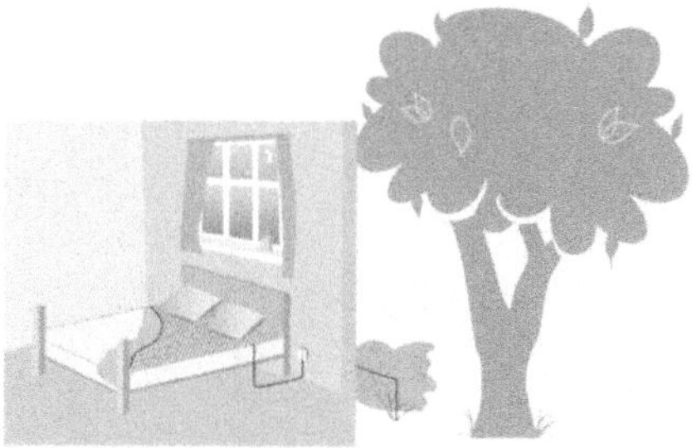

Utilisez dans ce cas, un drap de lit avec des fils conducteurs de carbone ou d'argent tissés.

Les fils se connectent à un fil qui sort de la fenêtre de la chambre ou traverse le mur jusqu'à une tige métallique insérée dans la Terre, de préférence près d'une plante saine. Vous relierez ainsi votre corps aux électrons de la Terre et à son champ électrique.

Et attention, point de téléphone et de chargeurs dans la chambre et si vous possédez un radio-réveil il devra être placé à une distance de 50 centimètres de votre tête, en sachant que le bon vieux réveil mécanique est préférable. Il s'agit d'un changement de mode de vie extrêmement simple qui peut avoir un énorme impact sur votre santé.

*

Nous vous invitons à vous rapprocher de l'association « **Robin des Toits »** , qui fait un excellent travail dans le domaine de la protection contre les Champs ElectroMagnétiques. (visible ici[79]).

79 https://www.robindestoits.org/

HARCÈLEMENT

Êtes-vous une « Targeted Individual » comme Francis, et Patricia... ?

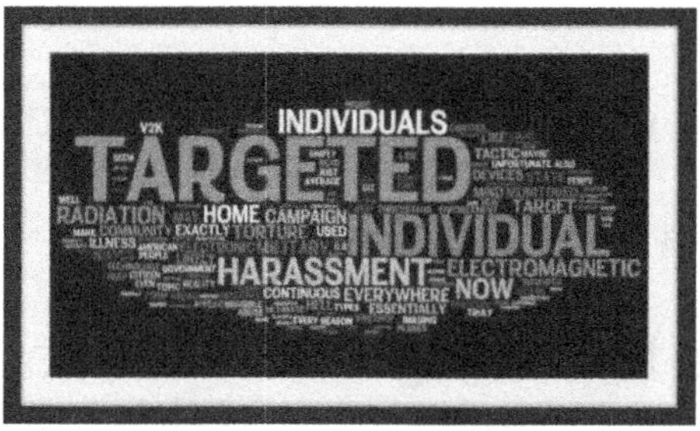

Si c'est le cas, nous vous conseillons d'éviter autant que possible le téléphone portable, d'avoir toujours en tête « d'amener la terre à vous » et de recouvrir l'intérieur de votre habitation avec une peinture contenant des particules métalliques d'aluminium et de cuivre (le cuivre est meilleur mais coûte 10 fois plus cher) et d'utiliser du BoPET (polyéthylène téréphtalate à orientation biaxiale).

Nous vous conseillons de bien lire ici[80].

Il est écrit

- ✓ Un matériau isolant électrique ;
- ✓ Isolation pour maisons et tentes, réfléchissant le rayonnement thermique ;
- ✓ Cinq couches de film BoPET métallisé dans les combinaisons spatiales de la NASA **les rendent résistantes aux radiations** et aident à réguler la température.

---

[80] https://en.wikipedia.org/wiki/BoPET

N'oubliez jamais que, chez l'homme, le pouvoir de l'esprit, de la volonté et de la conscience est plus puissant que la technologie de contrôle mental effectuée par ces psychopathes.